勤務医にこだわる

～私の進化型総合診療構想～

齋藤孝仁

幻冬舎ルネッサンス新書
238

はじめに

三重県鈴鹿市出身の筆者は、多くの方々に多大なる支援を受けて……、紆余曲折の末に平成二年四月、奇跡的に金沢大学医学部に入学できた。日本海の美しい景色と海の幸により、サッカーというスポーツとともに楽しい学生生活を送ることができた。

金沢の著名な文豪である室生《むろう》犀星《さいせい》に「あさきよめ」なる作品がある。それには、「悔のない一日をおくることも　容易ならざる光栄である。　時間一杯に多くのものを読み、何かを心に書きつらね、　少しもたるみなくけふを暮さうと、　身がまへてはゐるけれど、鈍間《のろま》な生涯がのろのろと、　山また山の彼方に続いてゐる。……　生きて生き抜かなければならないことだけは確かだ。　悔のない生涯をとらへることは　その招来に於ては　容易ならざる光栄である。」とある。

学業の傍ら、悔いのない一日を送る難しさを痛感しつつ、「少年老い易く学成り難し」を体感し、学問の重要性をようやく自覚した。そして、平成八年三月、卒業の日を迎えた。

当時、総合診療医をかすかに意識していたが、あまり人気のない分野に感じていた。医師になって少しずつ状況が変化していく中で、「進化型総合診療構想」という崇高な目標を見つけるに至った。これについて詳しく語っていけば、より良い終活になるのではないかと思い立ち、平成から令和への時代の移行期に合わせて執筆することを決めた。

勤務医にこだわる
～私の進化型総合診療構想～

目次

編集協力　マジカル・アイランド

序章　変わりゆく医療体系

一　本書執筆の意図

当初、本題を「総合診療のすすめ」として執筆を開始しようと検討していた。しかし、トータルヒューマンヘルスケア（全人的健康増進）を目指して生きてきた筆者は、いろいろと思索しているうちに、広い守備範囲を意識するようになった。ゆえに多くの物事について考え込んでしまい、それがかえって裏目に出ていたのかもしれないと反省した。そこで、「総合診療のすすめ」という抽象的な表現より、時には不安を感じ、時には憤りを感じながら総合診療医を目指してきたことから、「勤務医にこだわる〜私の進化型総合診療構想〜」という具体的な表現のほうが適切と判断した。そして、筆者の進化型総合診療構想を掲げて突き進んできた診療の日々を回顧することにした。

そんな中、平成三十年六月十六日から十七日まで、第九回日本プライマリ・ケア連合学会学術大会が三重県津市にて開催された。大会長である三重大学総合診療科竹村洋典教授の退官前講演を聴いた。それに引き続き、鈴木英敬三重県知事の開会演説も目《ま》のあたりにした。三重県の医療が前進することを切に祈った瞬間であった。筆者も僭越ながら演題「進化型総合診療構想」（ポスターセッション　写真1）を発表し、ＮＨＫの番組『総合診療医ドクターG』に出演された大学教授も議論に加わって頂き、ある程度の評価を受けて満足した。

さて、医師免許を取得して二十年以上が過ぎたが、医師は「名医にもヤブ医者にもなれる」と悟った。かつて筆者は、ある患者に対しては名医であったかもしれないが、ある患者に対してはヤブ医者だったかもしれないと思い返すようになった。筆者なりに努力したとは思うし、その時その時、最善を尽くしたと思ってはいる。未熟な経験で判断していたことを思い返すと、本当にこれで良かったのかと感じることもある。気にしていてはきりがないとは思うが、何かしら違和感を覚えることは筆者だけであろうか。筆者はこれまでの医者人生のほとんどを外《と》様《ざま》状態（出身大学の医局から離脱した境遇）で生きてきたわけだが、医者社会という閉鎖的な環境で細々と生き延びてきたと言わざるを得ないと思っている。医局を飛び出す結果になってしまったことに悔いはないとはいえ、「はぐれ外様医者」として

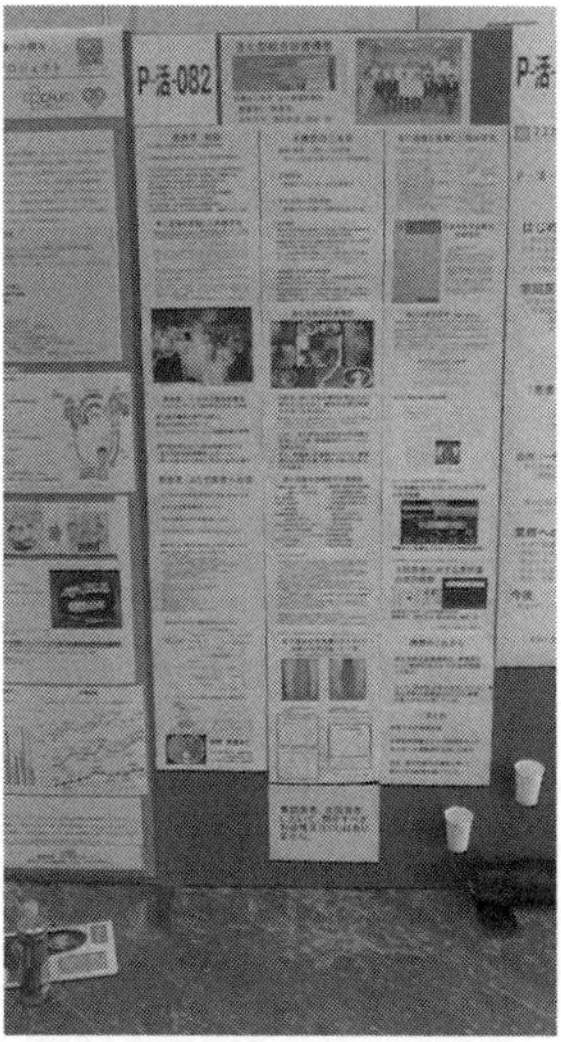

写真１　日本プライマリ・ケア連合学会学術集会：筆者のポスターセッション発表

勇ましくも突き進んできた筆者は、目標だけは見失わないように常に心がけていた。

本書の執筆を開始した頃、日本内科学会による「総合内科専門医」を取得して十五年が過ぎようとしていた。そこで、「総合内科専門医」に対する「総合診療専門医」とは何かと常々考えてきた。これら二つの専門医は、「同類なのか？　全く別物なのか？」という疑問に結論を出せずにくすぶっていた。専門にとらわれず、守備範囲を広くして診療できれば、同類も別物も関係なく理想的なのかもしれないが、臓器別教育を受けた世代の医師として「専門医を持ちながら総合診療医」をすることに興味を抱いた。もちろん各科専門医も重要であるが、総合診療医の稀少的価値を知り、以下の三支柱を診療の基本と考えるようになった。

1．健診・検診・人間ドックの受診

目的はがんの早期発見および抗加齢対策（抗動脈硬化対策）である。年に一～二回受診し、全身状態を総チェックすることが望ましいと考える。

なぜなら、わずか一回の診察のみで全身を把握することができないからである。しかし、患者の中には「全身すべて診てもらっているはずだ」と思い込んでいる方も少なからずいる。日本の医療保険制度上、病名に対してのみ保険が適応されるので、何でもかんでも保険適応するわけにはいかない。そうなれば、自費で人間ドックを受けることが必要になってくる。実際、高齢になればなるほど疾患が増えてくるし、いわゆる多重疾患状態となるので、人間ドックは早期発見には絶好のチャンスである。

それだけではない。例えば、高血圧だけを単調に診療されていた患者が意図的な減量などの理由なく痩せてきた時に「ドキッ」としたことはないであろうか。進行胃がんが見つかるケースである。さらに、高齢者の貧血を加齢によるものと思い込んで、実は大腸がんだったということはなかっただろうか。いずれも経験している筆者としては、後味の悪い思いがいつまでも残っている。もはやドックを受ける年齢に上限はなく、少なくとも「歩いて元気に生活している高齢者」においては必要と考えたほうがいいように思われる。

2. 定期受診

持病のコントロールは確実に行う必要がある。

担当医が患者の同意を得つつ、最新のガイドライン（標準的な治療指針）を参考に医療を進める必要がある。根拠に基づく医療（evidence-based medicine：EBM）を基本としたいが、物語に基づく医療（narrative-based medicine：NBM）を希望するケースもある。医学データに忠実になることも重要であるが、患者の置かれた環境と価値観を踏まえ、共同意思決定（shared decision making：SDM）を意識して、対話を通じた全人的医療を提供したいと考える。

3．変化があれば再受診

持病だけでなく、それ以外の病気も十分ありうるので注意が必要である。

急な感染症や不慮の外傷はもちろん、持病から発生する合併症も念頭に置いて、将来を見据えた診療を心掛けるべきである。例えば、心房細動という不整脈が心不全あるいは脳梗塞を発症するケースやC型慢性肝炎（C型肝炎ウイルスによる肝炎）が肝細胞がんを合併するケースである。

総括すると、筆者の担当する内科系疾患は多岐にわたるがゆえに守備範囲が広く、特に地域医療において重要な役割を果たしている。前述した1．2．3．を包括する「総合診療構想」をもとに診療し、「症例は宝であり、共有財産である」ということを意識しながら、診療を進めていく必要がある。筆者は敬意を込めて、症例を「宝例」と表現している。

総合診療医には、かつて「振り分け医者」という悪名がつけられていた時期もあったが、「進化型総合診療医」はかなり違うと考えたい。総合診療医をしつつ、専門医も獲得してさらに広範囲に医療を展開していくことにある。もちろん、制度的にも物理的にも限界があるので、独学に頼ることによる「勇み足」や「思い上がり」には十分注意していかなければならない。そして、筆者を含め、医師個人の提供できる医療には限界があることを常に意識して勇気を持って行動していくべきである。

さらに、以下の4．5．を進化型総合診療構想のさらなる課題としている。診療に欠かせない「医療の質」を追求していく上で重要と考える。

4．院内連携

院内の各科医師と連携してお互いに弱点を補強する必要がある。経験症例を共有することで経験年数を問わず、専門以外の技術を学ぶ機会を逃してはならない。

例えば、外科系医師が不在時の外傷性皮膚切開創の縫合はできるに越したことはない。小外科的な基本は卒後研修で重要視される。見学を繰り返すことによって体得すべきである。

また、放射線科医の読影レポートを常に確認し、自己研鑽《けんさん》を重ねてそのレベルに近づこうと努力すべきと考える。なぜなら、現時点では、即時読影システムまでには至っていないからである。

5. 病病連携・病診連携・診診連携

病診連携（病院－診療所）は絶対に欠かせない。高度最新医療があり、必要時は可及的速やかに紹介する姿勢が重要である。高次医療機能を有する基幹病院を軸に紹介・逆紹介の体制が整備されつつある現状ではあるが、医師－医師関係を良好に保つことこそが最重要事項である。病病連携（病院－病院）や診診連携（診療所－診療所）も同様に欠かせない。学会活動や医師会活動がその決め手になるので、お互いに顔を合わせて、良好な関係を維持していく必要がある。

二　総合診療医の必要性

このご時世に総合診療医。いったいこの名称、どう扱えばいいのだろうか？　そんなのあり得ないよ。臓器別医療が普通になってしまったのに。確かに僻地《へきち》・離島医療に必要かもしれないけど……。やっぱり専門がないと無理だよ。振り分け医者じゃん。専門医にナメられるよ。

それじゃあ総合診療医が進化するってことならどうか？　専門医を持ちつつ、専門に引き込まずに中立的に総合診療を行うなら……。筆者は外科系でなく内科系であるので、どれだけ外科的処置に踏み込めるか？　外科系なら当たり前のことでも、内科系では深刻な事案かつ重要な要件なんで……。ちょっとした外科的処置ができれば、安心なんだけど……。ブラック・ジャックのようにどんな患者でも診ることができる神のような医者は存在するのであろうか？　経験的にはあり得ないと思うけど……。

とりわけ内科系は、専門分野がかなり細分化されており、観血的治療は到底外科系には及ばない。しかし、消化器系の病気には内視鏡的治療、循環器病には心臓カテーテル治療、腎臓病やリウマチ・膠原《こうげん》病には腎臓透析や血漿《けっしょう》交換がある。皆チーム医療となっている。どんな名医も一人では十分な実力を発揮できない。大手術ならなおさらである。やはり、医師主導でチーム医療を組み立てなければならない。孤独じゃないんだと。皆に交じって、己の守備範囲を示していけばいいんだと。その中で「己の立場」を築いていく。それでいいのではないか……。

ある意味、筆者自身を慰めることになっているが、医療技術は多芸は無芸とは言わないまでも、一つの技術を習得するには長い年月が必要とされることは確かである。一方、知識は独学であってもインターネットなどの情報技術の進歩で早晩入手できる。やる気があればどんどん最新情報をインプットできるし、さらにそれをアウトプットして現場で活用することも可能である。インプットとアウトプットを繰り返すことによって、経験と知識をブレンドしていくことで実力がついてくると信じている。

執筆開始までに、日本内科学会認定医・総合内科専門医、日本肝臓学会専門医、日本消化器病学会専門医、日本消化器内視鏡学会専門医、日本プライマリ・ケア学会認定医、日本感染症学会専門医、日本リウマチ学会専門医、日本病態栄養学会専門医、日本消化管学会認定医、日本抗加齢医学会専門医、日本東洋医学会認定医、日本糖尿病協会登録医・療養指導医、日本化学療法学会指導医、日本プライマリ・ケア連合学会指導医および日本感染症学会指導医を取得した。また、介護支援専門員（ケアマネジャー）、日本医師会認定産業医および健康スポーツ医を取得した。

そこに至るまでに、約五十の学会や研究会、協会団体などに入会し、あらゆる情報を収集した。修了証、登録医、認定医、専門医および指導医を獲得できた分野もあった。この時代、学会乱立期で取得基準が厳格でなかったように感じたこともあった。研修会の単位収集だけで取得できる資格や過去問題集だけで合格できる難関でない資格試験は、時間さえあれば比較的容易にパスできた。しかし、経験実績に加えて筆記試験を課す資格や、筆記試験に加えて口頭試問を課す資格もあり、それらは、腰を据えてじっくり向き合わないとパスできるようなものではなかった。一方、取得できなかった分野もあった。その一番の障壁は認定研修施設の在籍期間（研修期間や実習期間）であった。独学のみで筆記による専門医試験だけをパスすればいいというほど甘いものではなかった。高く設定された障壁は当然のことであり、研修期間はもちろん必要である。さらに、実技試験を課していいし、課すべきと言っても過言でない。現場対応力がなければ、単なるペーパー専門医に甘んじるだけであり、取得しても価値がない。

その中で総合診療医の存在意義を探り続けてきた。何が求められているのか？　内科系の筆者は、手術以外できることなら何でもチャレンジするという精神を常に持ち続けて、前進する……そう、進化型という総合診療医を希求した。この進化型総合診療医は独学でカバーしているところも多いので注意が必要である。情報収集において成書や最新論文の購読もさることながら、インターネットの利に早いうちから気づいて大いに活用したのである。やる気があって時間さえあればどれだけでも情報の大海を航海できる。有用な手段であることに変わりはなく、その環境には感謝という文字しか思い浮かばない。

例えば、いくつかの学会では、e-learningシステムを可能な限り活用した。講義を聴講した後に確認試験まで付けてくれるという、何ともありがたいシステムまであった。脳は過去の知識を再活性化し、新たな知識をどんどんインプットしていった。筆者には、一人常勤内科医を長期間やっていた多忙な時期があった。遠出しにくい不利な状況を逆手に、院内拘束時間をうまく利用して、自己研鑽してやってこれたことは極めて大きい。その知的財産は貴重であり、地位や金銭と異なり、誰にも奪われることのない宝物である。

筆者の場合、肝臓病や消化器病を専門分野としながら、日本プライマリ・ケア連合学会会員として総合診療を意識して認定医および指導医を取得した。神奈川県横浜市からスタートして以降、三重県四日市市でトータルヒューマンヘルスケアを目指して地域医療を行ってきた。その結果、以下の医療（守備範囲）に至った。専門医を含んだ総合医療であり、「進化型総合診療医」と呼称している。

A. 健診・検診・人間ドック：プレホスピタル（病院受診前）の段階、未病（東洋医学的概念）の段階および健康志向の段階であり、いずれも自己管理の重要性を表している。目的はがんの早期発見および抗加齢対策（抗動脈硬化対策）である。年に一～二回受診し、全身状態を総チェックするのが望ましい。なぜなら、死亡原因の多くはがんおよび動脈硬化性疾患であるからである。

B. 一般疾患：いわゆるプライマリ・ケア（初期診療と同義）であり、さまざまな疾患を診る。即日完結型（一回の診療で結論を出す）医療を時には意識する。不可能な場合でも、次につなげるために必要に応じた検査と診断的治療を行う。緊急性のある疾患に対応すべく（特に循環器疾患や中枢疾患）、見逃してはならない重症疾患を意識して鑑別する必要がある。

C．消化器疾患：診断および治療目的の上部および下部内視鏡検査を行う。ただし、消化器内科で五年間の研修が必要となる。長期計画の一環とする。

D．感染症疾患：血流感染、呼吸器感染症、尿路感染症、胆道・消化管感染症などを扱う。基本は培養検査。これなくして、明確な結果は出せない。

E．脳卒中疾患：急性期で手術適応のない脳出血および脳梗塞の保存的治療を行う。急性期〜回復期リハビリテーションを行う。

F．リウマチ疾患：膠原病を診断基準をもとに正確に診断し、安定した膠原病の経過観察や軽症膠原病のステロイド治療を行う。

G．糖尿病・動脈硬化性疾患：糖尿病や脂質異常症を中心に生活習慣病の治療を行う。

H．漢方診療：西洋医学で解決できない疾患に代替補完医療として行う。また、西洋医学と併用した統合医療も行う。漢方の長所と短所を理解する。

I．緩和ケア：死因の第一位であるがん。末期がん患者の疼痛《とうつう》緩和を含めた全人的ケアを行う。

J．学会研究活動：日本内科学会などの総会・地方会で発表を行う。基礎研究と異なり、臨床的意義を追求する。

K．医師会活動：医師会主催の研究会に積極的に参加する。認定医・専門医として講師などを務める。必要に応じて、産業医活動を行う。

L．保健福祉活動：地域住民に講演を通じて啓蒙活動を行う。

M．協会団体活動：友の会や協会を通じて、患者の生の声に耳を傾ける。

N．教育活動：コメディカルや医学部生、若手医師までを対象に、あらゆる視点から学問の楽しさを説いていく。

O．在宅医療：病院以外の医療現場もありうるので、将来展望も視野に入れるべきである。

総括として、内科系で出発し、消化器系の専門に入った筆者だが、進化型総合診療医の守備範囲にはいろいろなパターンがあっていいはずである。オリジナリティーがあればそれでいい。そもそもすべての疾患に対応することは不可能であるので、興味のある方向にシフトしていくのが楽しくやっていけるコツなのかもしれない。少なくとも、筆者は必要に迫られた方向に進んでいった。一人でできる範囲は限られている。これだけできればいいのではないか、と。あとは院内連携および院外連携でお互いをカバーしてやっていけばいいのでは、と。いつか修正が必要になるであろうが……。

この序章で「進化型総合診療構想」の基盤（三支柱＋二支柱＝五支柱）や守備範囲を紹介した。平成という時代が終わりを告げたが、令和という時代でもさらなる医療の発展を夢みている。

さて、これから筆者の過去を振り返り、進化型総合診療医を目指した軌跡をたどってみる。幾多の苦悩と経験が筆者の知的財産となったが、共有財産として活用できるものもある。これから宝例として登場してくるが、参考にされることを切に願っている。

第一章　医学部卒業前～医師一年生（大学院一年生）、大学病院研修

――医師という仕事

医学部学生時代のことである。周囲が臓器別志向の中、「全身を隈なく診療できないか？」と考えるようになった。ブラック・ジャックもどきで欲張りであるが、手術までは念頭に置かなかった。不器用だったからである。つまり、手術のできない総合診療医ということになる。この頃、基礎医学系を除き、臨床医学系の内科や外科はメジャー系と言われていた。一方、その他はマイナー系と呼ばれていた。その中で、精神神経医学の外来実習で失恋による若い女性を担当した。適応障害と診断し、同様の経験をしている筆者と共通する点が多かった。筆者も適応障害を経験していることに気付いたのだった。基礎医学系も臨床医学系も学問的にすべてつながっていて、メジャー系もマイナー系も関係なく、すべてが重要であると感じるようになっていた。

思い出せば、医学部六年生の時、どの科を専攻して今後どのように生きていくかについて、同級生と長時間議論したことがある。手術できないのは「医者としていかがなものか？」、「敗北者ではないか？　医師として負け組ではないか？」という極端な話にまで至った。しかし、「糖尿病や肺炎など、手術で治せない病気もたくさんある！」と反論し、筆者自身に言い聞かせたことを覚えている。だから、内科系を専攻し、クールでかっこいい外科系を選択しなかった（できなかったというのが正しい）。その影響で遠慮がちに、「やってて良かった内科のお医者」と言うのが口癖の某医局長に勧誘された。守備範囲の広い医局であったため、入局を決意した。某医局は、内分泌・代謝（主に糖尿病）、肝臓・消化器、腎臓・膠原病および循環器の研究室を有し、かなり広範囲に医療を展開していた。総合診療医のスタートとしては申し分のない状況になった。この頃、総合診療科を標榜していた教室は同大学病院になく（のちに総合診療部が開設された）、内科系は第一内科などとナンバー内科を名乗っていた。

入局前、「エリート集団」と噂に聞いていたが、入局後、まさしくその通りであると知った。一度はエリート集団に入って、輝きを放ちたいという邪念が筆者にはあった。教授とは「なんてかっこいいものなんだろう」と。欲というものであろうか。厳しい環境であったが、医療技術をまだ持たない筆者にとって、「患者を第一に思う気持ち」と「ひたすら知識をつける姿勢」を抱き続けるしか、生きる術がなかった。午前零時を過ぎるまでカンファレンスの準備をし、関連論文（ほとんど英語）を読んでいたことが多かった。先輩医師がいつも傍にいてくれるという安心感は持てず（そういう厳しい環境）、筆者は駆け出しの研修医という甘い存在でなく、重責の主治医という自覚を常に持たざるを得なかった。

そうこうしているうちに、国家試験の合格発表となった。医籍登録し、正真正銘の「医師」になった。身内で初の医師になった。同時に患者二名を担当することになった。一例がC型慢性肝炎、もう一例が労作性狭心症であった。いずれも中年男性であった。忘れることができない患者であることは間違いなく、その名前も確実に覚えている。

C型慢性肝炎はその名の通り、C型肝炎ウイルスによって発症する慢性肝炎のことで、将来的に肝硬変や肝臓がんを合併しやすいとされる。研修医の仕事として、処置室に整列する患者たちにインターフェロンという薬剤の注射をしていたことを覚えている。しかし、患者のうち三割にしか効かないことを知りつつ、注射をしていた筆者の心から切ない思いが離れなかった。

その後、リバビリン（経口抗ウイルス薬）併用やペグインターフェロン（一週間効果が持続するインターフェロン）の登場によって治療効果は少しずつではあるが良くなっていった。平成後期からウイルス駆除可能な内服薬だけで治療できる時代となったが、苦しい治療といわれたインターフェロン療法と比べると副作用は極めて軽い。まさかこんなに早くウイルス駆除可能な時代になるとは予想していなかった。

現今、消化器病専門医または肝臓専門医の資格を有していると、公式書類を作成して申請することで助成金で治療できる。患者の経済的負担を軽減できる（格安に治療できる）国策である。芸能人が宣伝するコマーシャルをテレビで時々見かけたことがある。ご尽力頂いた政治家や行政関係者に心から感謝したい。

一方、労作性狭心症は心臓自体に栄養補給するための冠動脈（通常三本）が細くなり、十分に血流を維持できない虚血性心疾患である。治療は狭窄《きょうさく》した（細くなった）冠動脈をカテーテルの先に搭載したバルーン（細長い風船）で拡張して十分な血流を供給することである。拡張するだけでは血管が裂けたり、破裂したり、後になって再び細くなる現象（専門的には再狭窄）の問題があった。

現今、ステントという網状の筒を血管にピッタリくっつけて、薬剤を塗ってなるべく狭窄しないように工夫がなされている。さらなる良質デバイス作製のニュースも入ってきている。

さて、医師にとって死亡宣告は避けて通れない。出血性ショック（出血多量）で突然死したウェゲナー肉芽《にくげ》腫《しゅ》（膠原病の一種。その後、病名が変更され、多発血管炎性肉芽腫症と呼称）の宝例を経験した。楽しいはずの医局旅行中の早朝、大学病院より連絡が入った。大量吐血で心肺停止状態という。大雨の高速道路を急いで帰ったものの、死亡宣告だけが仕事になってしまった。初めての経験であった。膠原病とは恐ろしいものだと感じた。遺族は病理解剖（剖検）を快諾された。軟口蓋（のどの奥）付近の肉芽腫性血管炎による動脈破裂と最終診断された。その二年後、膠原病の勉強をかなりやり込んで臨床病理検討会（clinico-pathological conference：CPC）で発表した。膠原病の頻度は少ないが知っていて損はないと考え、膠原病専門医をこっそり目指すと決めた。

ところが、当医局には神経内科、血液内科や呼吸器内科がなかった。そのため、研修の一環として不十分ながらも他医局めぐりがあった。印象的であったのが、他医局で出会った炎症性腸疾患（クローン病という慢性消化管疾患）の宝例であった。当医局にも消化器グループはあったが、同様の宝例が入院しておらず、経験できていなかった。若者に多く、時代とともにだんだん増えてきている。当時は経鼻経管栄養（鼻から細いチューブを胃まで入れて栄養を補給する方法）が主体で有効な治療法が限定されていた。指導医が「いい薬が出てくるのを待っているだけ」とボヤいていたのを覚えている。平成中期に、生物学的製剤（バイオテクノロジーを駆使して作製した薬剤）が登場し、治療のパラダイムシフト（劇的変化）が起きた。

また、血液疾患も同様に比較的若い患者が多かった。同僚の医師より引き継いだ慢性骨髄性白血病を担当したが、その骨髄移植の複雑な工程に奥の深さを感じた。慢性骨髄性白血病もパラダイムシフトが起きて、平成中期に新薬の分子標的薬（遺伝子テクニックを駆使して作製した薬剤）が登場してからかなりコントロール良好になってきた。

医師一年生（大学病院初期研修）が修了する頃、医局長から日本内科学会に入会するように指示された。その頃、学会というものを全く理解していなかった。どうして入会しないといけないのか分からず、むしろ不要と思うほどであった。無視しようとしていたが、直後に認定医制度と専門医制度を知ることになった。認定基準に病理解剖（剖検）症例が含まれていることを確認した際、極度の焦りを感じた。認定医と専門医で剖検五症例が必要だったと記憶している。現行システムとはやや異なるが、二階建てシステム（認定医取得後に専門医を取得するルール）で運用されていた。

当時から認定医および専門医を維持するためには、五年間で七十五単位をコンスタントに取得していく必要がある。休暇をうまく利用して学会に出席してコツコツ単位を集めていくしか方法がない。セルフトレーニング（自習）試験で少しずつであるが単位を取得できるようになってきているので、地方にいる筆者にとってありがたく思っている。

そういえば、大学卒業後、大学院進学も決まっていたため、大学院研究科では内科学を専攻した。当時の大学院生は医局に入局しながら研究をしており（大した研究ではないが）、臨床研修と同時並行というシステムになっていた。臨床研修をしつつ、研究テーマを模索しつつで、自由時間がほとんどなく、生きるのが精一杯だったように記憶している。

この頃、総合診療医という意識は遠い彼方にかすかに見える程度であった。基礎知識と経験が極めて乏しく視野が狭いために、筆者単独で治療できる疾患は感冒などの感染症程度であった。

第二章　医師二年生（大学院休学中）、市中病院研修
——一般病院研修

前章は筆者の若かりし医師一年生時代を顧みた。ある意味、医師として現場に第一歩を踏み入れたわけだが、決して平坦な道ではなかったように思う。むしろ、常に険しい道を歩んでいたようで毎日が緊張の連続であったというのが正しい。

本章では、医師二年生の頃のことを述べる。旧研修医制度において医局の方針上、研修二年目は市中病院勤務が慣例であった。筆者は福井県済生会病院に勤務が決まった。北陸自動車道の福井インターを下りるとすぐに目に入る病院であった。病院の配慮に甘えて、アパートもすぐ近くに賃借した。

もちろん、何もかも初めての経験であり、福井県に住むのも初めてのことであった。常に不安が先行していた。出勤初日、整形外科や脳神経外科の同窓生も一緒に勤務することが分かり、心細い気持ちが少し和らいだ。市中病院は研究一色の大学病院と一風変わった雰囲気を醸し出していた。楽しい行事やレクリエーションも多くあった。もちろん、病院旅行もあり、愛知県の知多半島めぐりで西浦温泉に宿泊した。つかの間の休息も実感できたが、病院を留守にするという罪悪感が常にあった。社会人として生きることの重要性を徐々に理解していった。

当時、院内ポケットベルと院外ポケットベルの二台を常に携えて勤務していた。救急当番は内科研修医二人で分担していた。脳疾患（脳梗塞や脳出血などの脳卒中）が疑われると同窓生の先生がやってきてくれた。経験が少ないので診療できるかどうかという不安がある中、心の緊張が解けたのを覚えている。この頃は、神経内科がなかったため脳神経外科の先生が脳疾患すべてを担当していた。ある日、半裸で病院から逃げようとする異常行動をきたした髄膜脳炎の患者（これも宝例）を追いかけた記憶だけが生々しい。後日、この患者と直接会話したが、その時の記憶はなかったそうだ。

現今、当たり前で頼りになるＭＲＩ（核磁気共鳴映像法：magnetic resonance imaging）の拡散強調画像（新鮮な脳梗塞を見つけ出す優れた画像技術）が当時なく、頭部ＣＴ（コンピュータ断層撮影法：computed tomography）と臨床所見で脳出血と脳梗塞を鑑別していた。エダラボン（商品名ラジカット）という脳を保護する薬剤もなかった。リハビリにも積極的でなく、リハビリなしで老人施設に転院していく高齢患者も多かったように思う。

ありがたいことに、この病院には所属医局にない血液内科や呼吸器内科があった。血液内科では、第一例目の末梢血幹細胞移植（骨髄移植とほぼ同様の治療法）を実施する瞬間に遭遇できた。呼吸器内科では、当直時に頭痛で来院した三十九歳の長身男性の宝例が印象的であった。鎮痛薬で対応しようと軽々しく思ったわけだが、なぜか頭部ＣＴを施行した。小脳に腫瘍らしきものがあり、胸部レントゲンをとった。肺門部も拡大していたので、肺がんと考えた。後日、肺がんの脳転移と判明した。呼吸器内科専門医にお願いして筆者の役目は終了した。治療方針ですらイメージできなかった経験のなさに寂しい思いがした。しかし、若いからといって怖い病気がないと決めつけてしまう軽率さを反省しながらも診断できたという安心感を覚えていた。ただし、頭痛イコール頭部ＣＴという短絡的な行動も内科診断学上、戒められる。

循環器内科では、急性心筋梗塞の患者を担当させて頂いた。一連の診療（心臓カテーテル検査からリハビリまで）を研修できた。幸運にも心臓カテーテル検査（実技）までもさせて頂いた。心電図だけでも短時間で正確に判読できる能力が欲しいと密かに思った。チャンスがあれば、指導医に質問しつつ、どんどん心電図を判読していった。

消化器内科では、バリウムおよび胃カメラ読影会に出席し、経験を積ませて頂いた。残念ながら、内視鏡検査は研修できなかった（これが筆者のその後の行動を左右することになる）。内視鏡指導医の上司にお願いしても、希望は叶わなかった。その経緯で指導医の影響により、主に肝臓疾患を診ることになった。特に、Ｃ型慢性肝炎に対するインターフェロン治療を行っていた。そんな中、指導医の留守中にアルコール性肝硬変の悪化（正確にはacute-on-chronicという急性増悪）で絶望視されていた宝例がいた。顔色の青さ（医学的にチアノーゼ）からサイトメガロウイルス感染症による低酸素血症（酸素欠乏）を突き止め、酸素吸入で劇的に回復させた逆転ホームランを打った。この宝例の腹腔鏡下肝生検という手技を研修させて頂いた。その後、劇症肝炎（重症の急性肝炎）に遭遇した。血漿交換（一般的に肝臓透析）を含む集学的治療で軽快した高齢男性は忘れない。もっと劇症肝炎を診たいという思いが募っていった（いつか、あの有名な昭和大学藤が丘病院に行ってみたいという夢を見ていた）。

腎臓内科では、透析患者のルート穿刺《せんし》を手伝わせてもらっていた。これがうまくいかなかったら、透析ができないというプレッシャーを感じ、毎朝、あぶら汗ものであった。また、膠原病も診療することがしばしばあり、溶血性尿毒症症候群・血栓性血小板減少性紫斑病（hemolytic uremic syndrome / thrombotic thrombocytopenic purpura：HUS / TTP）の宝例を経験させて頂いた。意識レベルが低下して、当直の筆者が対応していたら、頭部ＣＴ撮影中にクモ膜下出血が判明して急変した。血漿交換まで行ったが、甲斐なく死亡された。補足すると、珍しい病気であるが、焼肉チェーン店でユッケを摂食したことにより大腸菌毒素から食中毒に至るという事例があり、重症化するとこの病気（ＨＵＳ）で死亡することがある。恐ろしい。

内分泌・糖尿病科では、ユニークで教え上手な先生が「研修は研修。名臨床家になるためにはどっぷり現場に浸かって経験を積まなければならない。また、戻っておいで」と言って糖尿病を楽しく解説してくれた。研修を通して、垣根のない医局を感じた。泌尿器科の医局長も人格者で惜しみなく医師道を唱えてくれた。

この頃、すでに内科認定医を意識していたので、受け持ち患者がご臨終の際にご遺族に剖検を依頼していた。筆者自身の宝例で剖検したいという気持ちもあり、指導医の先生が死体解剖資格を有していたこともあって、筆者も同じ資格を取りたいという欲が出てきた。そして、臨床鍛錬はどんどん進んでいった。宝例がますます増えていく……。

ある日の昼下がりの外来でのこと。心窩部痛《しんかぶつう》（一般的に胃痛）で来院した三十九歳の男性がいた。前日から胃痛ありという。まさかと思いながら、心電図検査をオーダーした。ウォーキングイン（意外にも歩いてやってきた）心筋梗塞であった。緊急で心臓カテーテル検査を行う。治療の手前まで筆者が施行した。前下行枝という冠動脈が完全閉塞している。年齢的にも前日からという経過からも、見逃してしまいそうであったが、勘が冴えていたというしか言いようがない。治療もうまくいって、元気に退院された。患者にものすごく感謝され、筆者も驚くほどで恥ずかしかった。これを当たり前にできるようになることを切に願った。

ある日の救急外来での出来事。蒼白な顔の三十九歳女性が救急搬送されてきた。貧血がひどく、ヘモグロビン一・三g／dℓと正常値の約十分の一しかない。これでも生きていられるんだと意外に思った。この時、原因が全く分からなかったので全身CT検査をした。精神障害があり病識がなかった様子だった。子宮内腔を占める子宮筋腫が貧血の原因であった。輸血しつつ、専門の産婦人科にコンサルトした。ホルモン療法を施して元気に退院した。

ある日の当直勤務のことだった。真夜中、息苦しさを主訴に救急搬送されてきた高齢男性の宝例がいた。内科系当直は筆者のみ。胸部レントゲンや心電図に異常はない。しかし、心筋梗塞パターンの血液生化学検査結果が出た。分からなくて冷汗が出た。大事をとって入院してもらい、朝一番に循環器内科の上司に報告相談した。心筋梗塞ではないが、全身に浮腫がある。舌が大きい（専門用語で巨舌）。満月様顔貌で眉毛が薄い。一発で診断できる甲状腺機能低下症であった。原因は昆布茶の飲みすぎによるものだった。甲状腺ホルモン薬で軽快し、浮腫がとれてすっきりした体で退院した。

　また別の日の救急外来の事例だ。夕方、警察官が連れてきた中年男性の受刑者。大声で胸を痛がっていた。心筋梗塞を懸念するも、はっきりしないので一晩入院してもらった。徹夜で何回も心電図をとったが変わらなかった。警察官二人が朝まで病室前で監視していた。結局、詐病であった。最後は素直に詐病と認めて退院となった。

　大腸がん末期の高齢男性や胆のうがん末期の中年女性も経験した。告知せずに最期までポーカーフェイスで対応した。医療用麻薬の使い方に不慣れで、患者に迷惑をかけたと反省している。

　一方、研究においては研究会発表一回（宝例一）、日本内科学会地方会の発表二回（宝例二および三）であった。以下にその三例を簡単に紹介する。

　宝例一：前述した劇症肝炎の高齢男性だ。原因不明だった。この頃、新型肝炎ウイルス（確か患者のイニシャルの頭文字からＴＴウイルスとされたと記憶するが詳細不明）が論文に掲載されていた。早速、伝手《つて》を求めて調べてもらうと、陽性反応が出て、ＴＴウイルスが検出された。

研究者としては「やったぞ」と思いつつも、残念ながら論文発表までは至らなかった。ちなみに、TTウイルスはその後、脚光を浴びていない。

宝例二：微小甲状腺がん脳転移の中年男性で、これは珍しかった。こんなに小さいがん（七㎜大）が脳に転移してこんなに大きくなるんだと感心した。筆者は論文を書く能力に乏しかったので一年後輩の先生（のちに旭川医科大学の教授に就任）が見事に論文化してくれた（*Japanese Journal of Clinical Oncology*, 2001 : 31 : 112-115）。指導医の判断であったと思われるが、残念ながら共著者にはしてもらえなかった。非学な筆者は、その現実を思い知った。やはり、論文を書くためには、英語力が不可欠であると悟った。

宝例三：A型胃炎に合併した十二指腸カルチノイド（低悪性度の腫瘍性病変）の中年男性だ。筆者が診断した患者ではなかったが、発表した。どのように切除したかという技術的な質問をされた。勉強不足の筆者は、困り果てて壇上死（大恥をかいた）。これをきっかけに学会リベンジの日々が始まった。筆者自身が診断・治療した宝例で発表するのが一番いいと学習した。少し説明を加えると、A型胃炎は自己免疫性胃炎とも呼ばれる特殊型胃炎で珍しい（胃の膠原病と考えるといい）。胃体部の高度萎縮に対して前庭部に萎縮を認めない逆萎縮パターンの胃炎である。一方、よく知られているピロリ菌による慢性胃炎はB型胃炎と呼ばれている。この頃、国民の半数がピロリ菌陽性であった。胃潰瘍や胃がんの原因とも考えられ、除菌治療が始まりつつあった。

徹頭徹尾、インプットの医師二年生では、ただただ臨床経験を積むのみであった。指導医に叱咤激励され、夜間休日問わず、病院に駆けつける姿勢を叩き込まれた。ある時、患者対応の不備で、指導医の逆鱗に触れて、担当医を外されたことを覚えている。医療サイドからも患者サイドからしても、「医者には休みがないんだ」ということを思い知らされ、この反省がいつまでも心に染みついて離れない。労働者という確固たる地位を確立していない研修医の身分である。徒弟制度を感じさせる環境でもあったように思った。市中病院研修は多種多様の疾患に触れる絶好のチャンスであり、消化器内科などという専門にこだわることにやや罪悪感を感じたこともあった。「限られた範囲しか診療しない」という態度は理想的でないと感じつつ、総合診療医という意識が芽生えた時期でもあった。さらに、内科系当直医が小児科当直医を兼ねるという厳しい労働条件でもあった。これもチャンスと小児科指導医の当直時に自主当直して学ばせてもらったことも貴重な経験であった。一方、専門がないと一人前に扱ってもらえないという不安感が出現し、心の葛藤を抑えることができなかった。

第三章　医師三年生（大学院二年生）、大学病院専門研修

――専門の選択

前章では筆者の初の市中病院勤務のエピソードを述べた。そこで学んだことは多かったが、一方で症例数が大学病院より格段に多く消化不良も多々あったことと思う。市中病院では病棟業務だけでなく外来業務（救急も含む）もあったので、プライマリ・ケア的疾患（風邪などの一般的疾患）も多数含まれた。瞬時に判断する能力を養うだけならいいが結果が求められるわけで、未熟な経験しかなかった筆者は、たびたび上司にお伺いを立てる。その際、短時間で詳細を伝えるスキル（プレゼン技術）がないと時間だけが過ぎてしまい、時間の浪費を招いてしまう。緊張が最高潮になり何とも言えない雰囲気になる。辛抱の一言に尽きる。

本章は医師三年生。二年間の初期研修を終え、いよいよ独り立ちに突入していく。筆者は肝臓・消化器グループ（いわゆる消化器内科）に配属されたため、その専門研修が始まった。この頃から「もっと医者になりたい」と思い始めた。なぜなら、上司の洗練された機敏な行動を羨ましく思ったからだ。技術が短期間に成就することは絶対なく、「経験は積むことでしか達成されない」と悟った。机上の知識は必要条件であるが十分条件でない。だから、未熟さゆえにどの行動も思うようにはいかなかった。空回りが空回りを助長した。

さあ、専門研修スタートと意気込んではみたものの、実際はさらなる下積み生活の幕開けだった。研修医時代とは違った異様な雰囲気に包まれた。異動して間もなく、大量腹水の中年男性患者が急変した。原因不明だ。腹痛が持続し、ショック状態（血圧が下がって危篤状態）になった。気管内挿管（人工呼吸器管理）を含めた集学的治療を施すも甲斐なく永眠した。病理解剖（剖検）施行となった。マクロ（肉眼的）剖検時、はっきりしたことが分からなかった。後日、ミクロ（顕微鏡的）病理結果を踏まえて、死因は急性虫垂炎による敗血症性ショックと最終診断された。大量腹水を伴った肝硬変患者に何とも不運な急性虫垂炎だった。腹水があるために腹部所見に異常をきたさなかったことになる。もちろん、早期発見もできなかった。生身の人間は教科書通りにいかない。多種多様でバリエーションがある。一筋縄ではいかないことを体で覚えた。

専門研修に臨床講義係もあった。題材はC型慢性肝炎で、患者は輸血歴のある若年男性という宝例であった。医学部五年生の数名が担当し、係を決めて準備を重ねた。肝炎の基礎を分かりやすく解説した。教授による臨床講義終了後、筆者が教師役として学生を指導する立場になれたという満足感を密かに噛みしめた。

内視鏡検査は消化器内科の専売特許である。この頃、大学病院で二カ月間研修して市中病院にアルバイトに出たことを覚えている。大学で技術をある程度学んだが、散々な出来映えだった。前の研修病院で内視鏡研修をしていなかったので仕方なかった。最低限の能力で行うアルバイト業務に申し訳ない思いをした。この時、「一流の内視鏡医になりたい」という気持ちがかすかに湧いてきた。苦痛を与えてしまった患者に詫びる思いを胸に「いつか必ず上手になってみせる」と誓い、ありがたく勉強させて頂いた。

超音波検査は簡単でいつでもどこでもできる手軽な検査だ。病棟に置いてあった古い機械を使って積極的に検査を行った。そんな時、同僚医師から救急室にいる意識消失をきたした中年男性に対して、腹部超音波検査を依頼された。急性胃炎による迷走神経反射という前情報があった。超音波を当てると腹水がたまっていた。やや高エコーの液体（白く映る物体）があった。とっさに腹腔内出血ではないかと疑っていると、間もなく二回目の意識消失となった。血圧低下がありショック状態（重篤な状態）だ。腹腔内の動脈性出血が考えられた。冷静さを失った筆者は慌てふためいて、腹部造影ＣＴで出血部位を予想して放射線科に血管造影を依頼した。緊急インターベンション施行（血管造影をしながら処置）した。膵《すい》アーケード（膵臓周囲の動脈網）の動脈瘤《りゅう》破裂がある。コイル塞栓《そくせん》術（コイルを動脈に詰める治療）にて止血に成功した。途中、研修医を集めて輸血オーダーに右往左往したが、一命を取り留めた。後日、元気になった患者夫婦と病棟で偶然会い、挨拶された。その時の感動が忘れられない。「助けたんだ」と（この時、指導してくださった外科の先生は、のちにＮＨＫの番組「プロフェッショナル仕事の流儀」に出演した日本医科大学の教授である）。

当時、入院期間の制約が緩く、一年以上入院する宝例もまれでなかった。一年間主治医を務めたこともあった。その患者は、肝膿瘍《のうよう》（肝臓に膿の塊がある）の中年女性の宝例だった。抗リン脂質抗体症候群（血栓ができやすい病気。血液サラサラの抗血小板薬が必要）であるため手術が困難な状態だった。毎日発熱していた。皮下に薬剤注入用ポートを埋め込むことにした。一か八かの肝動注療法（抗菌薬を動脈から注入）だ。通常、抗菌薬は静脈から注入するのだが、動脈からのほうが病変部分に高濃度で到達するという理論を採用した。想定通り、解熱した。

　ようやく心にゆとりができてきたのか、教授を正面視できるようになった。ここで、教授という役職の印象を述べておきたい。カリスマ性がありかっこよく見えた。筆者がそうなるためにはいくつかの壁が立ちはだかっているように感じた。どうでもいいことだが泥臭い過去の教授選の噂も耳にした。この頃、教授が日本肝臓学会の大会長を務めることになっていた。学会でそれなりの地位を得ないと学会開催は誘致できないと上司に教わった（後の話であるが、「お宅の教授、学会に来るたびに周囲への気遣いが絶えなかったよ」と関東方面の教授がこぼしていた）。学会主催の準備も大変だった。筆者は倉庫から昔のカルテを出して整理する係となった。カビ臭い倉庫にいる時が楽しく感じたこともある。なぜなら、関係ないカルテをチラ見したら、厳しい先輩医師（上司も含む）が若かりし時に書かれた退院時サマリー（患者退院時に書く最終要約）に遭遇したからだ。その内容を見て、「みんな同じじゃわい」と安堵した。

　大学病院には珍しい宝例が豊富に存在し、シマウマ（非典型的な馬、特殊な馬）を勉強することでウマ（一般的な馬）を学ぶという感覚であった。この一年間は「無休の奴隷状態」であり、時間に追われ続けていた。まさしく、アドレナリンが過剰放出された時代だった。肝臓を中心にがんばった一年となった。研修医もたくさんいて雑用が絶えなかった。教える立場になって満足していたが、重責を感じつつ多忙ずくめで気が狂いそうになった。はっきり言って精神的にも肉体的にも危険な状態であった。記憶がところどころ飛んでいる。全く生きた心地がしなかった。上司の叱咤激励も半端なく厳しく、この世から消えたいという気持ちすら心を横切った。確かに医局旅行やスキーツアーにも参加できたが、その内容はいずれも不完全燃焼であった。

やはり、消化器内科の専門医にならないと埒《らち》が明かないと悟った。迷わず日本肝臓学会、日本消化器病学会および日本消化器内視鏡学会に入会した。専門医になるには、学会認定指導施設で五年以上の研修が必要だった。さらに内視鏡学会では指導医による技術研修も必要となる。やることはたくさんあり、先は長いと覚悟した。

消化器内科医の一年を振り返ると、専門がさらに細分化しており、肝臓病を診療するだけで医療が成り立つものではないと疑問に思えてきた。しかし、院外アルバイトではあらゆる疾患を診療する必要があり、上司には語らずとも総合診療医を目指す必要があるとも内心では考え始めていた。精神科病院の診療や当直のアルバイトでは、独房や閉鎖病棟の回診もあり、貴重な経験をさせて頂いたと感謝している。

第四章　医師四～五年生（大学院三～四年生）、病理学研究

——研究者のお手前

前章では医師三年生時に味わったアドレナリン大量放出の一年間を語った。これを乗り切った筆者は臨床医を続けつつ、研究にも力を入れていった。無給医師が問題視されている現今だが、そんなことなど全く気にせず、「若い時は何でも前向きにやるんだ」という意気込みでいた。「ギラギラ過ぎる」と上司に苦笑されたこともあった。

病棟の引き継ぎが済むと研究中心の生活（新たな展開）が待ち受けていた。大学院博士課程後半戦に突入した。臨床的に肝臓病の基礎を固めてきたので、研究でもう一ひねりする必要があった。分子生物学的な遺伝子研究が花形（出世コース）であったが、幾人かの上司から「君には向いていない……」とのアドバイスがあったので、ジェネラル志向の筆者は「出世を意識せず」に病理学研究を希望して出向（近いが表向きは国内留学）することになった。

病理学教室の教授の専門は肝臓病理学だった。特に原発性胆汁性肝硬変（primary biliary cirrhosis：PBC）の研究においては、国際的にも評価されていた。その後、原発性胆汁性肝硬変は、原発性胆汁性胆管炎（primary biliary cholangitis：PBC）と国際的に病名変更がなされた。基礎医学の研究室は第一印象では、時間がゆっくり流れるという表現が正しいだろう。臨床現場と異なり、慌しさが全くない雰囲気がある。激流から緩流へ。環境の変化に不安はあったが、ただ何かが違った。能登にある和倉温泉で歓迎会があり、病理学教室の上司との交流が始まった。上司のほとんどは同窓の先輩であり、お客様でもなく、「外様」という感覚も生まれなかった。

研究内容は原発性胆汁性肝硬変（ＰＢＣ）を中心とした肝臓病理およびその応用による臨床病理学的検討とされた。標的分子はＦａｓリガンド（Fas-L）。「なんだこれは？」というのが臨床畑の筆者の第一声だった。しかし、FasとFas-Lは日本人が発見したアポトーシスの重要物質であった。アポトーシスとは、プログラムされた細胞死のことであり、Fas-Lはその主要因子とされていた。がん細胞を除くすべての細胞はある一定の寿命を有しており、特別なことがない限りアポトーシスにより最期を迎える。この物質を工夫すれば、がん細胞だけを死なせることができるんじゃないかと「アホで浅はかな」考察をしていた。正常細胞は死なずがん細胞だけ死ぬ。「これはいい！」って、まあ考えれば当たり前の誰にでもできる考察だ。以後、少しずつ知識を蓄えて実験系を考えていった。奥の深さに衝撃を受けたのはかなり先の話であった。未知とは恐ろしい。

また、研究だけという生ぬるい環境ではなかった。内科医局のアルバイトも義務であったので、外来や当直、内視鏡検査など通常通りにこなした。アルバイト先では臨床医として働かなければならなかった。臨床の勘を鈍らせないように、その時だけは研究を優先せず（研究ネタを考えてはいるが……）、臨床だけにこだわった。衝撃の一宝例は、胸部大動脈解離の瞬間死（突然死）を目の当たりにしたことであった。何もできない筆者は立ち尽くすのみだった。そこで、予防医学の重要性を再認識した。

さらに、病理学のルーチン業務（マクロ解剖とミクロ解剖）もあった。マクロ解剖は、患者が臨終して遺族から同意を得て初めて実施可能となる死体解剖（肉眼的解剖）が中心となる。死体から臓器を切り出し、新鮮なまま腑分けして写真撮影する。その後、ホルマリン固定する。同様に、生検（組織検査）材料や手術材料も切り出し、ブロックにしてから切片を作製する。ミクロ解剖はプレパラートに染色された検体を載せてスライドガラスをかぶせた後、顕微鏡で観察する。最後に病理医として診断書を作成する。「外科病理学」という電話帳の二倍の厚さがある専門書を読みながら、病理診断の日々を送っていた。とりわけ剖検に関しては臨床病理検討会が開催される。臨床医の前で病理医が解説する重要な検討会である。臨床医の筆者が病理医としてプレゼン（発表）することにより視野の広がりを感じた。臨床医に戻っても、この経験は必ず活かせるだろうと思った。

研究の続きであるが、「細胞死を起こす物質があればいいんだ！　何かいい物質はないものだろうか？」、「がん細胞はプログラムされている死から逃れる別のプログラムを隠し持っているはずだ！」、「それをぶち壊せばいいんだ!!」と文献を探っていった。核因子カッパB（NF-κB）やインターロイキン１－ベータ（IL-1β）という物質が関係していることが分かった。まず、その内容を国際肝臓学会（２０００、福岡）で発表した（*Journal of Gastroenterology Hepatology.* 15 suppl : F68, 2000）。原発性胆汁性肝硬変の胆管上皮細胞のアポトーシスのFas-LおよびNFκBやIL-1βの発現バランスの検討だ。遺伝子解析でなく免疫染色による解析であったが、正常と比較すると確かにバランスが異なっていた。つまらない内容であることはともかくとして、不得意な英語での発表が不安材料であった。予想は的中した。語学の乏しさに驚愕し、失神寸前で壇上死した。見かねた東京大学消化器内科教授がマイクで通訳として囁《ささや》いてくれた。英文を読み上げるだけの能力では何もならず、やっぱり英語は聞けなくてはいけないと猛省した。ヒヤリングの重要性を再認識した。

　さらに、肝臓病学を究めるために日本門脈圧亢進《こうしん》症学会に入会し、東京で開催される総会で発表できた。その内容について語っておこう。肝臓の中心静脈に肉芽腫を形成する三症例をマイクロダイセクション法（プレパラートを顕微鏡で直視して必要な細胞部分だけ採取する特殊技術）を用いて分子生物学的に検討した。肉芽腫内に細菌の菌体成分（遺伝子断片）が混入していたという内容で、サルコイドーシス（という原因不明の病気）の肉芽腫にアクネ菌体成分が混入している論文に類似した検討であった（アクネ菌はニキビの原因菌）。二番煎じではあったが、この発表に伴い、論文を掲載するに至った（"Granulomatous phlebitis of small hepatic vein." *Journal of Gastroenterology Hepatology*. 17 : 1334-9, 2002）。

　いよいよ博士論文発表が近づいてきた。いつの間にか、プロテアソーム阻害剤（薬剤）によって細胞死を誘導できると考えるに至った。勉強不足であったが、すでに多発性骨髄腫（血液系のがん）に対してプロテアソーム阻害剤が製剤化に向かっていた。ベクトルは正しかった。ラクタシスチンというプロテアソーム阻害剤を購入し、培養細胞実験に使用した。マウス培養肝内胆管上皮のアポトーシス誘導が確認された。そして、ヒトPBCの胆管上皮障害との比較検討ができ、学位論文が完成した（『金沢大学十全医学会雑誌』第百十巻第一号、十六～三十一ページ）。学位審査の副審査員二名は国際的に有名な教授だった。うち一名は偶然にもFas-Lの発見者というめぐり合わせであった。約二十分間のプレゼン後、口頭試問。緊張感に満ちた厳しい時間だったが何とか切り抜けた。学位審査を経て大学院を卒業（四年間でなく、一年休学留年して五年間で卒業）し、無事、医学博士号を取得した。その時、指導教授より今後の学会発表は原稿を読まずに行うよう指示された（スライドを使って独自の言葉でプレゼンすること。そして、原稿は作らないこと。その教えは以後、遵守し続けている）。

その他、ホルモン類似の物質を産生する肝扁平《へんぺい》上皮がんの症例報告（“Primary squamous cell carcinoma of the liver producing parathyroid hormone-related protein.” *Journal of Gastroenterology.* 37 : pp. 138-142, 2002）や肝臓と銅に関連した総説（「胆汁うっ滞と銅代謝」『肝胆膵』第四十一巻第三号、三八一～三八五ページ）を出した。筆者以外の共著者はほぼ教授職に就いており、一連の実績はある意味、優秀な上司に恵まれていたおかげなのかもしれない。

死体解剖資格取得への道を目指したのもこの頃だ。医師二年生時の指導医が有していた資格だ。筆者も何とかして獲得したかった。経験症例二十例以上が必要であった。進化型総合診療医になるための必須条件と言い聞かせた。真冬の気温零度の中、学位論文発表準備と同時並行で剖検材料を切り出していた。真夜中の孤独な作業だったが幽霊は出なかった。そして、時間との戦いではあったが、報告書の作成が辛《かろ》うじて締め切りに間に合い、念願の死体解剖資格を取得した（ちなみに、死体解剖資格は国家資格であった。後に資格証が届いてから知った。図1）。

ここで少し苦言を呈しておこう。学位取得直後、実質的な研究指導者でない上司にもお礼をするのが良いというアドバイスをどこからか忘れたがもらった。「将来を見越して」とのことであったが、とっさに疑問を覚えた。慣習なのかもしれないが（平成時代中期、医学界でも大学院生の学位謝礼の問題で教授が辞職に追いやられた事例は記憶に新しい）、このような野蛮なことを無視し、きっぱりと退局を決心した（正式退局

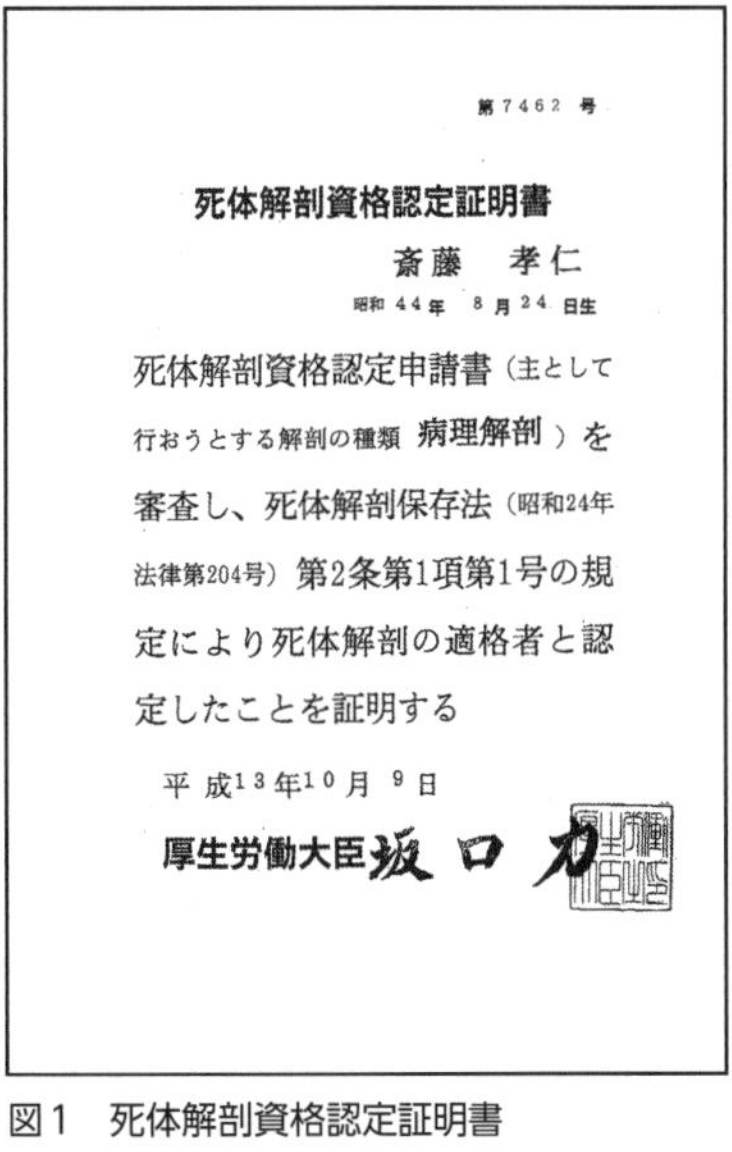
第7462号

死体解剖資格認定証明書

斎藤　孝仁

昭和44年8月24日生

死体解剖資格認定申請書（主として行おうとする解剖の種類　病理解剖）を審査し、死体解剖保存法（昭和24年法律第204号）第2条第1項第1号の規定により死体解剖の適格者と認定したことを証明する

平成13年10月9日

厚生労働大臣　坂口力

図1　死体解剖資格認定証明書

はその二年後）。医局員としての実績は極めて乏しく未来展望が見当たらなかったし、ある情報筋から筆者は「捨て駒的立場にある」という噂も入ってきたので、妥当な判断であったと確信している。

そもそも大学院生は学生であり、無給状態だ。授業料も支払っていた（当時、年間四十五万円）。そのため、日常生活は貧しくひもじかった。アルバイト業務に加え、空き時間を利用して生活費を稼ぐために当直業務を行っていた。同じ頃、実家の財政も貧窮しており、筆者の生活費および大学院授業料を除いて、奨学金も含めすべて仕送りしていた。海外留学の夢もあったが、精神的にも経済的にも実現させるだけの勇気はなかった。同窓の先輩の皆さんに陰ながら経済的にも助けてもらって、ようやく社会人になれたわけである。感謝の一言しか思い浮かばない。この恩を忘れることはできない。

この頃、研究をすることで臨床の勘が落ちてしまうことにかなりの危機感を持っていた。将来、臨床現場で勤務し続けることを理想とした場合、少し回り道をしても（少々遅れをとっても）、このような研究の機会を得たことをありがたく思うようになったのは、かなり後になってからのこととなる。また、研究のプロトコールや論文の書き方を学ぶチャンスは、学生時代を含めてほとんどないことを考慮に入れると、医学者としてのお手前をわずかに獲得した心境であった。

第五章　上京　お役人の経験

――医学博士号取得後の進路

前章は病理学教室（大学院生後半戦）の出来事であった。無事大学院を修了し、学位（医学博士号）を取得した。「医学博士か大臣か」と称賛された時代もあったそうだが、医師六年生の筆者にその実感は全くなかった。

本章は上京編となる。上京のきっかけは、大学病院長より厚生労働省に出向するよう命じられたことにある。詳しい経緯は不明だったが、厚生労働省で治験関連業務を行うことになった。身分的には国家公務員（厚生労働技官）となった。新しい職場の正式名称は厚生労働省・国立医薬品食品衛生研究所・医薬品医療機器審査センター（通称ＰＭＤＥＣ〔Pharmaceuticals and Medical Devices Evaluation Center〕）。当時は東京タワーをビルの隙間から覗ける虎ノ門にひっそりと存在していた（33森ビル十階　写真2）。独立行政法人医薬品医療機器総合機構（通称ＰＭＤＡ〔Pharmaceuticals and

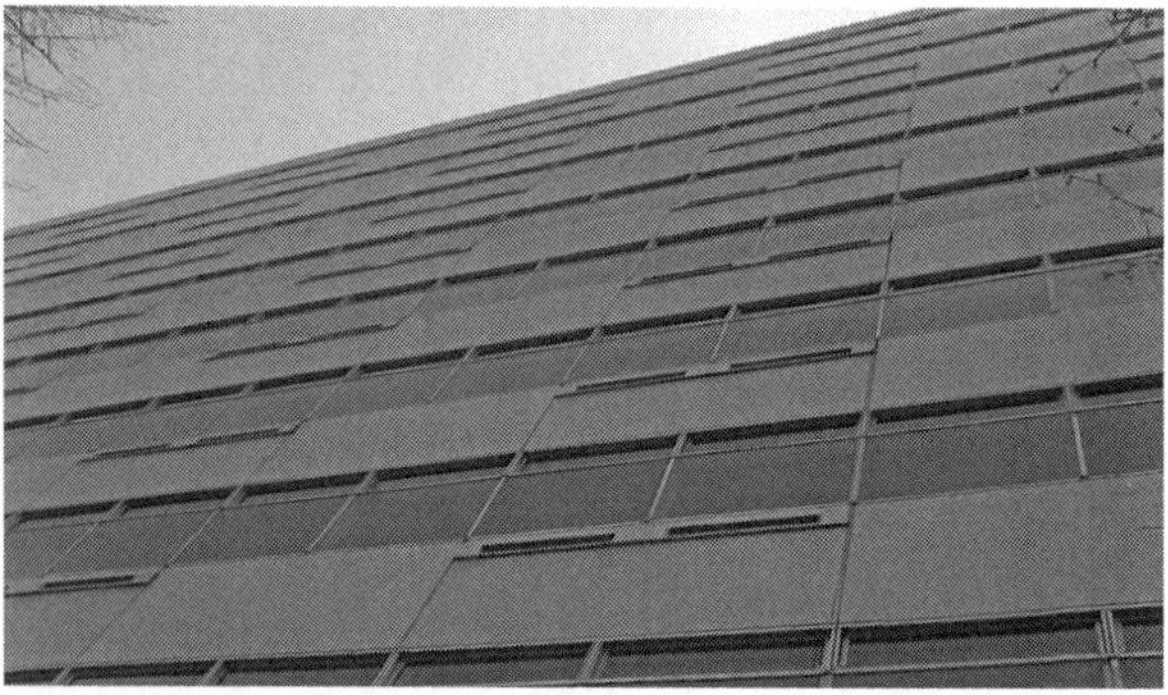

写真２　厚生労働省・国立医薬品食品衛生研究所・医薬品医療機器審査センター（当時）：虎ノ門にあるオフィス街の33森ビル10階にあった。

Medical Devices Agency〕）の前身である。アメリカ食品医薬品局（通称ＦＤＡ〔Food and Drug Administration〕）の日本版とのことであったが、それと比較すると規模ははるかに小さかった。

急な人事だったので、生活を含めて不安が先行していた。「行政職（お役人事務職）をすることイコール臨床医ができなくなること」とおおよそ覚悟していた。医局員として生きる以上、無念であるが上司（人事）を無視することはできなかった。「親は怒っていないか？」という教授の言動は奇妙にも聞こえた。筆者の臨床医への道を断ってしまうことを暗に物語っているのか、全然分からなかった。ただ、医局員名簿から筆者の名前が消えていたことを考慮すると「捨て駒」説はやはり本当だったのかと疑念を抱いた。しかし、「前向きに全力投球」という信念は学位（医学博士号）取得後にも生き残っていた。与えられた任務は勇ましく全うしなければならない。当時、医学博士号を取得しても大学病院や関連病院の役職（ポスト）に空きはなく、博士号取得後（業界用語でポスドク）の環境は厳しかった。臨床を長く離れていたので、即戦力として疑問視されるやや悲しい身分にあった。

上京してから未知の経験に遭遇した。出勤初日、辞令をもらって厚生科学課長に面会した。医薬品および医療機器の審査業務、つまり、許認可を審査する役職（審査官）だった。初期研修しながら業務内容を深めていった。報告・連絡・相談、頭文字をとっていわゆる「ほう（報）れん（連）そう（相）」を知った。ヒトを対象にした臨床試験を審査する臨床分野を担当した。

電話帳の二～三倍の厚さほどの書類が山積していた。高い倫理性を要求する治験に対し厳しい基準で承認の可否を判断する。そこで、「医薬品の臨床試験の実施の基準に関する省令」（good clinical practice : GCP）という用語を知った。これは、臨床試験（治験）の質を表していた。そこで、抗がん剤（抗悪性腫瘍薬）の審査基準（内部事情）を教えてもらって、丸山ワクチンがどうして認可されなかったのかを知った。また、漢方薬は臨床試験に基づいた認可でなかったことも知った。つまり、現場医師からすると知らないことだらけだったわけである。畑違いとはいえ、「そんなの知らないよ」と逃げ腰になった筆者は、ただただ情けないという思いを抱いた。

　実践が始まった。消化器肝臓病専門ということで、C型慢性肝炎治療薬リバビリンの承認に主担当として関わった。ピロリ菌除菌療法に関しても主担当をした。肝がんのラジオ波焼灼の承認にも関わった。日本消化器病学会や日本肝臓学会の重鎮を専門委員に指名し、会議で議論したことも懐かしい。当時の東京大学消化器内科教授（実は国際学会で助けてくれた先生）や日本消化器病学会理事長の上座に位置して（若輩者であるが役職ゆえに）、ディスカッションしたことも鮮明に覚えている。

　しかし、いいことばかりではなかった。責任が重すぎて時々壁に遭遇することもあった。臨床経験の貧弱さ、文書作成能力の欠如、挙げ句の果てにお役人体質への無知を曝《さら》け出してしまった。泊まりがけで審査報告書を作成しても締め切りギリギリの作業が続くことになった。周囲からの厳しい批判も浴びながら、孤独な毎日を送っていた。そんな中、本省のキャリアだった同窓生が新橋の飲食店でよく相談に乗ってくれた。同窓生や後輩医師（東京大学大学院研究生でその後に金沢大学教授など）に再会して楽しい時を過ごしたことも有意義であった。

ところが、もう臨床医はできないだろうとあきらめかけていた矢先に国立病院東京医療センター勤務（併任）の辞令が下りた。上司のご厚意により臨床医を週一日できることになった。ただし、研究日ということで希望（内視鏡検査）は叶えられず、総合診療科という初めて経験するものになった。指導医が幸運にもＰＭＤＥＣの先輩経歴者であった。外来終了後、マンツーマンで一例一例丁寧に指導してくださった。その関係で総合診療医に通じる学会、日本総合診療学会および日本プライマリ・ケア学会に入会した。もう一つ、日本家庭医療学会があったがそれには入会しなかった（この三学会は後に合併して、日本プライマリ・ケア連合学会となった）。

こんなチャンスは二度とないかもしれないと本気で思った。時間を貴重に感じた。時間を無駄にできない。ひたすら有効利用しようと意気込んだ。その勢いで日本内科学会認定医試験を受験し、辛うじて合格した。少し安心したがそれまでの臨床経験だけでの単独上京は不安だった。すでに医局を辞めると決心している以上、何か筆者に学問的強みがないと生きていけないと焦った。幸運にも東京医療センターに感染症学の指導医がおり、日本感染症学会に入会するきっかけになった。感染症を専門にすれば、ある程度独学でやっていけると考えた。学生時代の細菌学教室の教授の、「二十一世紀は感染症の時代」という名言も記憶に残っていた。実際、日本感染症学会推薦・認定院内感染制御医（Infection Control Doctor：ICD）は研修会出席で単位取得し、比較的容易に認定資格を獲得できた（図2）。それだけでは納得できず、難関の感染症専門医を目指すと心に誓った。この時から多種多様の症例を集積し始めた。すべての症例が宝なんだと……。やはり、症例でなく、謙虚な気持ちで宝例と呼ぶべきと……。

この頃、痛ましい事件が国際社会を動揺させた。二〇〇一年九月十一日、アメリカ同時多発テロが起こった。「ハイジャックされた二機目の貿易センター激突」の瞬間を寮のテレビでリアルタイムで観た。そのあおりでアメリカ訪問中の同僚職員は足止めを受けて帰国がかなり遅

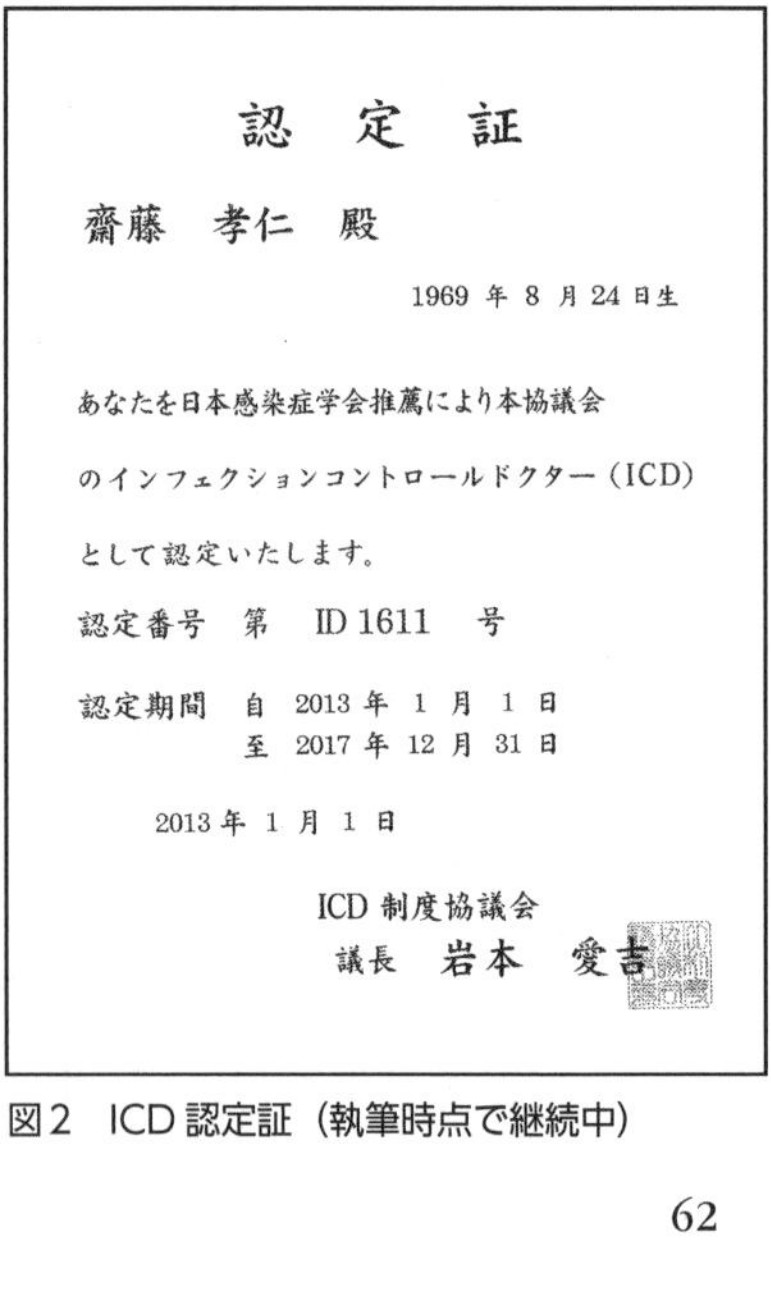
認定証

齋藤　孝仁　殿

1969 年 8 月 24 日生

あなたを日本感染症学会推薦により本協議会のインフェクションコントロールドクター（ICD）として認定いたします。

認定番号　第　ID 1611　号

認定期間　自　2013 年 1 月 1 日
　　　　　至　2017 年 12 月 31 日

2013 年 1 月 1 日

ICD 制度協議会
議長　岩本　愛吉

図2　ICD認定証（執筆時点で継続中）

れていた。あれは小泉内閣時代の出来事だ。三重県選出の坂口厚生労働大臣の頃だった。

東京では、雲の上の存在と思われる芸能人を含め、有名人を周辺に多数見かけた。さすが都会と思った。そして何よりも情報が多くそして早く手に入る。地下鉄を乗り継げば、聴講できる講演会場がたくさんあった。「上京の利」とでも言おうか。あちらこちらの研究会をはしごして、よく勉強できた。

上京する少し前の二〇〇〇年から介護保険制度が始まり、医療と介護が分断されている現状を知った。介護保険制度を知らない筆者は、とりあえず介護保険の勉強を始めた。学生時代にももちろん勉強していない新たな分野だ。そこで都道府県資格に位置づけられた介護支援専門員（ケアマネジャー）を知った。医療保険制度の中心人物は医師であるが、介護保険制度のそれは介護支援専門員であった。医師六年目以降（つまり医師歴五年以上）に受験資格があった。急いで受験申請して試験勉強に取り掛かった。満員電車の中、隙間時間を利用してテキストを読んだ。インターネット上に「どんたく先生」というホームページを見つけた。参考書が少なかった頃で大変お世話になった。当時は過去問が少なかったため、模擬試験を作成してくれていた（もちろんダウンロード無料）。難しかったが極めて有益だった。この時、「インターネットの利」を実感した。アクセスすればするほど、情報がどんどん無料で手に入った。

介護支援専門員試験終了直後、外苑前の銀杏《いちょう》並木を散策した。つかの間の休息時間だった。

渋谷まで歩いて、そこから田園都市線で家路を急いだ。上京してからも毎日が旅中という感覚で、定住しているような気がしなかった。金沢の文豪である室生犀星の「第二の故郷」の中で同じような心境を語っている。「私が初めて上京したころ、どの街区を歩いていても旅にゐるような気がして仕方なかった……」と。実際、介護支援専門員受験料と参考書一冊で経費一万円未満と安く上がった。二〇〇一年冬に筆記試験を合格し、二〇〇二年春に研修修了し、資格獲得に成功した（図３）。翌年のことであるが、ＰＭＤＥＣの上司だった先生に勉強法の伝授を依頼された。筆者と同じような勉強方法（「どんたく先生」利用）で合格できたと感謝された。

当時、日本の治験は欧米より遅れていた。ＰＭＤＥＣはＦＤＡと交流があるようで、臨席の

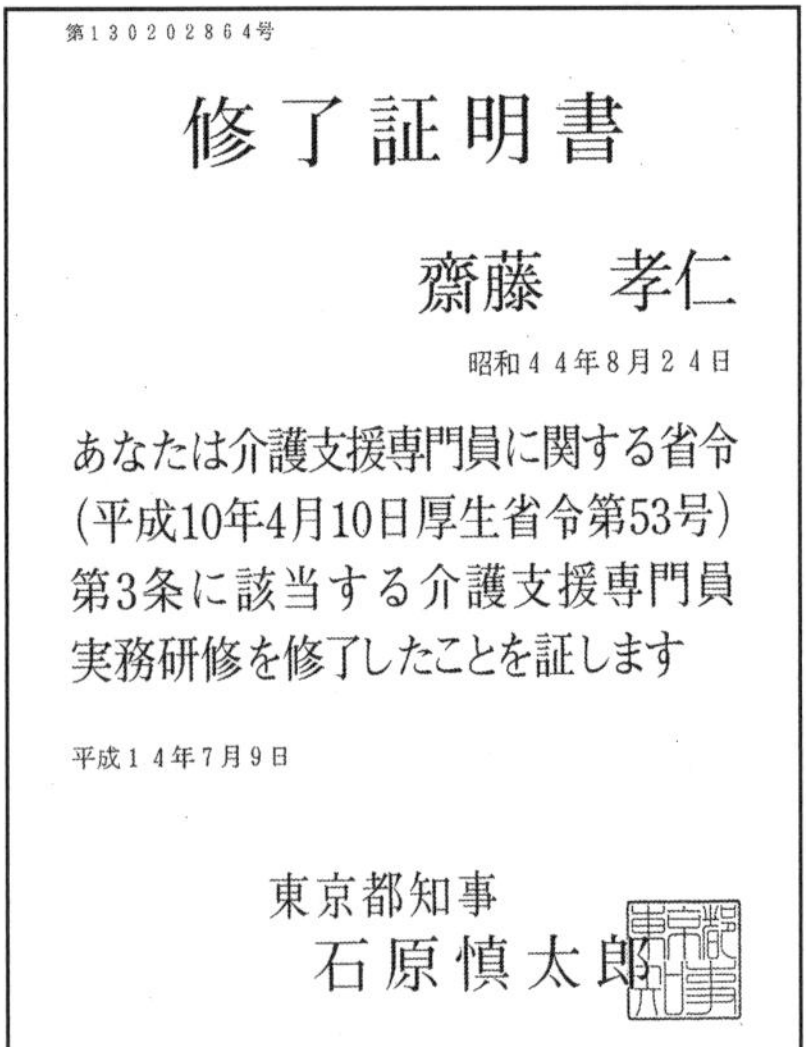
第１３０２０２８６４号

修了証明書

齋藤　孝仁

昭和４４年８月２４日

あなたは介護支援専門員に関する省令
(平成10年4月10日厚生省令第53号)
第3条に該当する介護支援専門員
実務研修を修了したことを証します

平成１４年７月９日

東京都知事
石原慎太郎

図３　介護支援専門員修了証

留学審査官と不得意な英語で会話する機会があった。審査に対する日米の違いを説明して頂いたが、治験の国際的温度差を垣間見たように思った。日本で治験認定医や専門医というものはなかったと記憶している。治験を専門にする医師も皆無に近く、薬剤師が治験コーディネーターを担っていた。日本臨床薬理学会が認定医を輩出していたようで学会に入会したことは記憶している。筆者は臨床医ができない反面、治験業界の医系先駆者の一員になれることを誇りに思ったこともある。ある時、偶然にも東京医療センターで治験研修会が開催された。非常勤医師であったので優先的に参加でき、修了証を獲得できた。研修会には多くの医療関係者が出席していた。医師よりコメディカル（薬剤師や看護師など）の熱い視線が印象的であった。さすがは都会、進んでいると思った。

まだまだチャンスを広げようと、後輩医師の言動を参考に、いつか役に立つだろうと日本医師会認定産業医を目指した。初期研修（計十四単位）を東京慈恵医科大学附属会病院で受けた（ＰＭＤＥＣから歩いて十五分の場所）。その後、東京都の区および市医師会で後期研修（計三十六単位）を継続した。総計五十単位を獲得して産業医を取得した。産業医研修と並んで日本医師会健康スポーツ医も目指した。日本医師会館本部で初期研修を受け、その後、後期研修を継続した。そのプログラムに、プロ野球選手松坂大輔氏のスポーツドクターによる講演（横浜市開催）が含まれていた。無事に健康スポーツ医も獲得した。

多忙な中、我に返って（退局を決意している以上）、次の職場探しに有利な資格を少しでも多く持っていないと大変な事態になるという焦りもあった。雇ってもらえるであろうかと不安な毎日であった。少しずつ名刺に肩書きを書けるようになったものの、総合診療医の道半ばだ。まだまだ駆け出し、未熟で若輩者だが、そんなことは百も承知だ。経験が少ないからこそ、机上の知識を頼りに生きている。だからこそ、大きいミスを起こさないように細心の注意を払って診療していた。時にはアドバイスをもらいつつ、常に修正力を鍛えることに専念した。

初めての国家公務員は戸惑いだらけだった。学生から国家公務員という環境の変化もある。公務員の規制はさすがに厳しかった。製薬業界との接触は特に厳しかった。学会ランチョンセミナーの昼食弁当を遠慮したこともあった（その後、医学界を騒がせたバルサルタン事件による影響から、製薬業界がスポンサーとなる研究会や臨床研究などの規制が厳しくなったことは肌で感じる時勢になった。同じく新聞で報道されたイレッサ事件も記憶から離れないが、詳しい事情を知っている関係者として正しい審査をしたと自負している）。

二〇〇二年十一月、突然の訃報がきた。医局の教授が急逝したという。その直前、不満を伝えるために電話していた。呂律の回らない（酒に酔ったような）口調で話されていたのが印象的であった。それが教授との最後の会話であった。

この頃は筆者にとって激動の時代と言える。前章でも述べたが、臨床の勘が落ちてしまうことにさらに危機感を持つようになっていた。このままなら、患者を診療できない臨床医に陥ってしまうという恐怖感が漂っていた。やはり、勤務医にこだわるようになっていた。総合診療医という意識が明瞭になってきていた。ただし、せっかく覚えた内視鏡技術を二年間封印された焦りだけは心の奥深くに残っていた。

第六章　新たな展開　臨床医に戻る

——久しぶりの臨床現場

さて、前章では上京（厚生労働省時代の出来事）に至った経緯と東京での悪戦苦闘ぶりを披露した。筆者の人生の中でアクセントのついた二年間であった。ここまでは医局人事だったが、教授急逝（予想つかぬ出来事）により混乱していた医局を辞め、新たな医局の門を叩くことになった。すでに決めていたことでもあったが、ここから「はぐれ外様医師」としての放浪の旅が本格的に始まることになった。

本章では新医局、昭和大学藤が丘病院消化器内科での出来事を語ろう。運命的に新たな展開（どこかで出てきたかも？　そうそう医師二年生で劇症肝炎の治療を経験した時……行ってみたい病院として述べた。夢が叶ったと思った）になった。お役人という揺るぎない地位は理解できたが、責任が重かった。いや、重すぎた。それだけではなかった。臨床医へのこだわりを捨て切れなかった。医局の教授はすでにこの世にいない。無になったと少々楽観的に考えて、新たな環境を求めて一からのスタートを切ればいいと思った。総合診療の基本は叩き込まれているし、専門的には肝臓病学を中心にやっていけると思っていた。消化管内視鏡も由緒ある医局だったので、あわよくば「一流の内視鏡医」になれると意気込んだ。そして、四年ぶりに勤務医に復帰した。

しかし、現実は甘くなかった。事実上は研修医（病棟医）からの再出発だったのだ。朝の採血も担当医が行う慣習だった。ところが、意外にも入局間もなく教授のご厚意により助手に就任した。運にも助けられたが最低目標であった教育者（教員）となれた。医学部実習生の教育係に任命され、夜遅くまでいろいろと語り合うことができた。さらに院内感染制御医取得後であったので感染対策委員となり、厚生労働省出身ということで医療安全管理室委員にも任命された。期待されているようにも感じたが、筆者にそんな思い上がりは微塵も存在しなかった。

診療分担上、過去の経歴を考慮され、肝臓グループに配属された。C型慢性肝炎のインターフェロン治療最盛期であり、診療治療に加え、治験も行った。劇症肝炎が教授の専門で劇症肝炎に対する血漿交換実績は全国的に有名であった。その関係で免疫抑制剤に抗ウイルス作用があることを習った。教授が世話人の日本アフェレシス学会にも入会して血漿交換の基本を勉強した。医師二年生で一度経験しただけでもちろん未熟だったからだ。さらに、肝がんの局所療法（ラジオ波治療）立ち上げを指示された。筆者は役人時代に承認に関わっており、感慨深いものがあった。北里大学東病院に毎週出張し、実践研修を受けた。その半年後、自力で治療ができるようになり、肝臓専門医としてようやく満足するに至った。

この二年間も多忙であった。隙間時間をうまく利用して試験を受けて、日本内科学会総合内科専門医、日本肝臓学会専門医、日本消化器病学会専門医および日本消化器内視鏡学会専門医を取得した。学会活動も積極的に行い、肝臓関連の演題をいくつか発表した。劇症肝炎の影響で肝不全の演題が比較的多く、肝不全の輸液について雑誌に掲載された（「疾患に応じた輸液治療」

『肝不全』『綜合臨床』第五十四巻第十号、二六一一～二六一五ページ、二〇〇五）。その中でもアンモニア関係の研究（アミノレバン負荷試験）は思い出深い（詳細は省略）。

そもそも肝硬変は低栄養を引き起こすので日本病態栄養学会に入会した。肝不全の栄養療法を研究して、その実績から学会評議員に推薦された。初めての委託に満足感を覚えた。単位集積も順調でNST（nutrition support team）コーディネーター（栄養サポートチーム療法士の意味）の取得も視界に入っていた。やはり専門医を目指そうと浅学の栄養学の勉強を始めた。

その他、放射線科で血管造影下での肝動注化学療法（抗がん剤治療）を施行するために日本医学放射線学会に入会した。医療安全管理室の業務を拝命していたので日本予防医学リスクマネージメント学会に入会することにもなった。また、日本超音波医学会に入会して専門医をめざして二回発表した。「多発囊胞《のうほう》腎に合併した腎細胞癌の肝転移一症例」および「転移性膵臓血管周皮腫の一症例」。計五回発表したら専門医受験資格を得ることができたが、三回目の抄録で教授とトラブって頓挫（後に退会）。日本肝癌研究会に入会して、「自己免疫性肝炎に合併した肝細胞癌の一症例」を発表した。このように、内科系以外の経験や珍しい宝例の蓄積も総合診療医として役立つだろうと考えていた。

トラブルを避けるために、ちょっと教授の守備範囲を越えて日本リウマチ学会（膠原病関連学会）に入会したのもこの頃だ。医師一年生時にウェゲナー肉芽腫症（旧称）の突然死宝例を経験しただけでなく、炎症性腸疾患や自己免疫性肝疾患を診療していたためである。それらの疾患は関節リウマチや橋本病などの膠原病を合併することがある。膠原病は重なりを当然と考えるのが吉であった。なぜなら、膠原線維は全身に分布しているからである。消化器内科医局員であったので、念のために現状を踏まえてリウマチ学会入会の可否を学会本部に打診したところ、膠原病内科医局員でなくても専門医試験も受験可能という回答があった。善は急げとばかり、関節リウマチを中心に膠原病関連疾患もコツコツと症例を蓄積していった。特に多発性筋炎・皮膚筋炎と診断された若年女性二名（宝例）は他医にかかることになったにもかかわらず、メールで病状を伝えてくれた。勉強させて頂き、経験値を上げさせてもらって密かに感謝している。

ここで、逆転ホームランの一宝例（劇症肝炎物語）を紹介する。茨城より一通のメールが医局ホームページに入った。二十歳代の娘さんから五十歳代の父を助けてほしいという内容のメールだった。すぐさま北関東の大学病院から転院してもらい、救命救急センターで血漿交換したが回復兆候はない。保険適応の上限である十回目を迎えた。あきらめて病棟で看取ることになり、筆者が主治医を命じられた。治療内容は省略する（旧医局で経験的に学んだ知識をアレンジして）が、最終的に回復し退院できた（その四年後、一通のメールがその娘さんより筆者のアドレスに入った。父は「元気で仕事に行っています」と。これが最後の連絡であった。娘さんの感謝の気持ちが心の底まで伝わってきた）。
もう一宝例。十三歳の中学生女児だ。黄疸《おうだん》著明で重症だった。クリスマスイブ前日に関東圏内の大学病院から転院してきた。筆者が主治医となり、上司から厳しい予後判断が下された。透析スケジュールが混み合っており、集中治療室に入れず、一般透析室で血漿交換を開始した。年末年始を犠牲にして無休で尽くした。その甲斐あってか、翌年三月三日のひな祭りの日に軽快退院（「小児劇症肝炎の一救命例」『MINOPHAGEN MEDICAL REVIEW』第四十九巻、三六八～三六九ページ、二〇〇四）した。愛娘の傍らを片時も離れなかった母親は涙を流してお礼を言って病院を後にした。我が子を思う親の素直な気持ちを印象づけられた。

そして、必ずがん患者に遭遇する。卵巣がん肝転移の中年女性の宝例がある。夫と一人娘の三人家族であった。抗がん剤を続けるも効果なく永眠された。剖検も快諾された（以後、毎年、その夫から年賀状が届く。娘の成長を伝えてくれる）。

一方、皮肉にも「はぐれ外様医師」の宿命を感じる場面があった。厄介な患者の対応係だった。食道がん合併アルコール性肝硬変の宝例（六十歳代男性）。ある土曜午後、治療法をめぐって二時間半に及ぶインフォームド・コンセント（informed consent：IC）。説得に成功したが疲労困憊《こんぱい》は極限となった。もう一宝例。腸管悪性リンパ腫だ。親族とともにシンガポール大使館員が同行しており、三時間にも及ぶＩＣ（病状説明を含む）。終始、英語で対応した（以前、国際学会のために英語を勉強しておいた甲斐があったと安堵した）。さらに、医療安全管理の関係者として救命救急室で突然死に直面した。救命処置を施しながら初めて体外循環を回した。他医師に対する家族の不満が噴出し、トラブル対応を同時並行で行った。朝までの説得で一件落着した。このように、他医師に対する不満（蒸し返しも含めて）が筆者に浸潤（飛び火）してくることがあった。いったん話し始めると一時間以上のＩＣ（病状説明を含む）を要求してきたモンスター家族もあった。後日、転勤先まで押しかけてきた患者もいた。ただ耐えるしかなかった。

この頃、新研修医制度が始まった。日本内科学会総合内科専門医（施設指導医委託）のもと、指導医を言い渡された。筆者の経験した研修医制度とは異なり、労働者としての基準があり、研修医は夕方五時に帰宅できた。羨ましい限りであったが、そんなことは気にせず、数人の研修医に熱く熱く指導した。そんな中、女性研修医の結婚披露宴に招待され、上司としてスピーチできたことが誇らしくて懐かしい。

さすがは大学病院だけのことはあった。剖検（病理解剖）が頻繁にあったのだ。筆者も死体解剖資格（国家資格）を得ていたので独自で実施したかった。しかし、実際には病理学教室の教授権限に阻まれ、結局行うことができなかった。ある遺伝子異常症の患者が夜間に亡くなった時、時間外であることから剖検不可能だった。極めてまれな宝例の剖検は叶わなかった。国家資格や専門医資格を獲得しても、上司が起用しなければ希望が叶わないことを知った。もっとアピールが必要なのかもしれないが、「別に無理して使わなくてもいいだろう」と冷たくアドバイスしてくれた上司もいた。しかし、これは違法でもなく、パワーハラスメント（パワハラ）でもない。上司の監督責任下に置かれているからだ。不満が少しずつ募っていった。それを教授が察知したようで、関連病院への出向を命じられた。開かずの踏切で有名な戸塚に引っ越しすることになった。

臨床医に復帰できて正直嬉しかったが、消化器内科医として生きるにしても消化不良感があった。二年という期間はあまりにも短く感じ、実績はイメージしていたものと比べものにならないほど乏しかった。専門医を取得しても、実践の機会がなければ何の意味もないと考えるようになった。この頃、外様医者として楽しい時間を感じることはあったが、私生活が菲《ひ》薄《はく》であり、一家の主としては失格であったように思う。我慢してくれた妻子に感謝している。

第七章　はぐれ外様医師の不満と反抗

――理想と現実

前章では新医局である昭和大学藤が丘病院での二年間を振り返った。本章は「はぐれ外様医師」の不満と反抗である。後味悪く、横浜市戸塚区にある日立戸塚総合病院（当時は珍しい企業立病院であったが、その後に経営母体が変わり医療法人平成横浜病院となっている）に常勤医師として出向した。一流の内視鏡医を目指したが大学病院では難しく、やはり専門特化が必要だったのだ。筆者は肝臓グループに所属したので内視鏡の出番がなかなか回ってこなかった。しかし、恥を捨てて後輩医師に素直に学んでいたが、内視鏡経験数の少なさに対する不満が噴出したため、教授の意向により内視鏡ができる病院に出向したわけである。報酬なしでもいいから内視鏡をさせてくれる医療機関に通いつめたことが功を奏したのかもしれなかった。アルバイト先でなく、できれば常勤医師で消化器内科専門医として多くの内視鏡治療を展開して働きたかったが、日立戸塚総合病院長は病院総合医（総合診療医）を熱望していた。やはり一般病院で消化器疾患特化は望ましくないように聞こえた。大学病院と違って、何でも診たほうがいいというアドバイスであった。「ここは大学病院と違って別世界だよ」と表現した上司もいた。週一回の上部内視鏡（胃カメラ）と下部内視鏡（大腸カメラ）を担当した。満足はしなかったが、最初から飛ばしていかなくてもいいと自制した。総合診療医を意識していたこともあり、それほどのストレスは生じなかった。

この頃、日本内科学会総会で初めて発表した。実は演題抄録を勝手に出して採択されたものだった。「内視鏡施行前呼気テストの臨床的意義」という演題だった。非常勤先の症例も含め、上部内視鏡をする前にピロリ菌を先に検査しておくと診療がスムーズに流れるという内容だった。時代を先取りした感染症学的な観点からのアプローチだった。座長は非常に臨床的と講評した上でディスカッションした。医師二年生時代の福井県済生会病院のかつての指導医二名が会いに来てくれた。発表直後、「ピロリ菌がいなかったら一生胃カメラしなくていいという結果となるのか？」と質問してくれた（のちに胃がん検診などの住民健診に登場したＡＢＣ検診の前座かもしれない？）。時間が戻ったように感じた。まさしくタイムスリップだった。

　また、一般商業誌に勝手に投稿して掲載された。ある意味、反抗心のなせるわざだ。採択されたのであるから筆者の実力と慰めた（「黄疸遷延型急性Ｂ型肝炎の一例」『たんじゅうさん』第四巻、二〇～二二ページ、二〇〇五）。論文掲載に関してトラブル続きだったので、教授の専門から距離を置けば干渉はされないだろうと考えるようになった。論文掲載はハードルが高いと感じ、気を遣って難を避けるように行動した。一方、依頼原稿は教授に素直に従った。「アンモニア窒素」（『臨床検査ガイド』二〇九～二一一ページ、二〇〇五－二〇〇六、Medical Practice編集委員会編）や「アンモニア」（『medicina』第四十二巻第十二号 suppl：一六八～一七〇ページ、二〇〇五）が当てはまる。例外的に肝臓がんだけは特権（優先権）があったので単独で依頼原稿を仕上げた。「アイエーコール（肝動注用シスプラチン）」（『臨牀消化器内科』第二十巻第十二号、一七三七

〜一七四〇ページ、二〇〇五）と「動注用アイエーコール（肝動注用シスプラチン）」（『日本病院薬剤師会雑誌』第四十一巻第九号、一一六九〜一一七二ページ、二〇〇五）がそうであった。

さて、ここで「東大に遭う」を語ろう。教授は東京大学（東大）医学部卒。厚生労働省時代も東大卒の官僚に多く出会った。まず、東大関連病院とされる日立戸塚総合病院で東大卒の先生と一緒に働けたことは貴重な人生経験となった。「天下の東大の思考力や頭の回転力」は凄まじいと脱帽した。医学的な知識だけでなく、小泉郵政解散の裏事情を持論で解説してくれた上司がいた。「これから医療費削減だね」と政治的な解釈も抜群だった。格下の筆者は覚悟していたのであったが、外様を感じることはあまりなかった。病院には特色的雰囲気（別表現で言えばカラー）があることを初めて体感することになった。ところが、外様医者に対して非常に厳しい患者が少数いた。「東大系病院なのにどうして私大系のお前みたいな医者がいる。大した能力はないだろう……」と。同僚の先生も同じような非情なことを言われ、患者に謝罪したらしい。学歴を意識する患者層がいることも知った。

驚いたことに、日立戸塚総合病院は関連病院と日立医学会を設立していた。古い伝統と長い歴史があるらしく（さすがは東大系）、その学会で二演題発表させて頂いた。「パラチフスの一例」および「ピロリ菌除菌不成功例の臨床経過」だった。消化管認定医と感染症専門医を意識しての行動だった。専門（消化器系）を極めたいという気持ちと院長による総合医の勧めを意識して行動していたので、常に重なり部分を見逃さないように心掛けていた。そこで、機能性胃腸疾患（ストレス性胃炎や過敏性腸炎）を得意とする日本消化管学会に入会した。当学会でも「ピロリ菌除菌不成功例の経過」という演題で発表した。筆者の発表で会場が盛り上がったことをよく覚えている。座長（司会）をはじめ、開業医から大学教授まで楽しくディスカッションした。今後、このような演題を出していこうと決めた。独自路線を意識し始めた。

この頃、不幸なニュースが飛び込んできた。厚労省ＰＭＤＥＣ時代の元同僚が列車事故で亡くなった。筆者を治療してくれた歯医者でもあった。年末、静岡県下田での告別式に参列した。筆者の後ろ姿がテレビで一瞬放映された。悲しいバイオリン演奏に涙が出た。重苦しい雰囲気の中、年が明けた。来年はどうなるのであろうかと……。戸塚は住みやすく、古風で気に入っていた。また、筆者をサポートしてくれるコメディカルも多く働きやすかった。空床のやや目立つ病院だったが地域医療に欠かせない存在でもあった。空床を積極的に埋めるためにがん難民を受け入れて緩和ケアを実践した。都会はがん難民が多いようで、がん再発後の患者には冷たいように感じていた。日本緩和医療学会に入会して緩和ケアの知識を深めた。がん患者を診療する以上、緩和治療（広い意味でホスピス・ケア）はできて当然と考えていた。総合診療医として基本的な範疇と考えていた。

もう少し長く戸塚で働いていたい気持ちが強くなってきた矢先、ある程度予想はしていたが転勤を言い渡された。「もっと多く内視鏡検査をさせてやる」という某上司の甘い言葉を信じてしまったことが不運の始まりだった。新年度、某病院に内科医長として赴任した。役職は初めてで内心すっきりしなかった。勤務初日に悪夢が待っていた。以前から某上司がトラブっていた患者を引き継ぎ、主治医に命じられた。大変な毎日で患者のキーパーソン（後見人的な人）に連日泣かされた。四面楚歌の外様医者にふさわしい扱いを受けた。それだけでなかった。一流の内視鏡医になろうと目標を定めてやってきたはずが……、内視鏡の係が用意されていなかったのである。研究日に胃カメラのアルバイトを入れて最低限のリハビリをしていたが、その行動をも某上司は不満そうに、「君は無責任な人間だから……、内視鏡をすることなんてとんでもない。それが私のやさしさだ」と言い放った。「医局が変われば、入局時が研修医一年目」という解釈を某上司は採用していた。それまでの実績（認定医や専門医）は関係なく、問答無用「未熟」ということであった。今まで以上に、はぐれ外様医師に対する風当たりが強く激しかった。結局、常勤先の内視鏡実績は、半年間で胃カメラ四例（大腸カメラゼロ例）とみじめだった。それまでいろいろな上司と出会って厳しいことを言われてきたが、ここまでひどい扱いをされたのは初めてだった。筆者の学歴も事実と異なる情報をアナウンスされ、履歴書から資格マニアと揶揄《やゆ》されたこともあって、一流の内視鏡医をあきらめるに至った。医局を辞めて他の医療施設に転職することを考え、就職活動を始めた。

そんな中、一宝例と出会った。食欲のない高齢者が車椅子で受診した。精査したが原因不明であった。後日、緑内障発作による失明が判明して驚愕した。見えなかったから食べることができなかったのである。筆者にその発想はなく、未熟さを感じた。

もう一宝例。肺炎で入院中の高齢者。喀痰《かくたん》培養（痰の細菌検査）したら、結核菌が混じっていた。二種類の菌が検出されたことになり、混合感染と判明した。感染対策不備でスタッフ一同に顰蹙《ひんしゅく》を買った。某上司に散々な嫌味を投下された。「高齢者、肺炎を見たら結核と思え」という格言を作って猛省した。

都会の勤務体系は週四～五日というバリエーションがあった。副業（常勤外アルバイト）も容認されていた。アルバイトの誘いも多かったが、筆者は北里大学中心の医療圏である座間市の相模台病院に約二年間、非常勤医師として勤務した。もちろん時間外労働ではなく、二次救急研修（日本プライマリ・ケア学会の研修）目的であった。週末勤務になるので常勤先と合わせればほぼ無休となった。体力的にはしんどくても修業と言いきかせていた。救急患者が二例連続して気管内挿管になったときはもう限界と思った。ただ、非常勤医師は気楽で人間関係を気にする必要がなかった。職員の対応もお客様扱いであるから精神的なストレスがなかった。つかの間の気が休まる瞬間であった。

いよいよ行き詰まった筆者は、医局を辞めることを某上司および教授に直訴した。そうしたら、「君は一般内科医がふさわしい」と引導を渡され、退局が確定した。獲得した専門医は何だったのか？　活用させて頂けないのか？　資格は権力下では無力なのか？　完全に心が折れた。あきらめの境地とともに……これが都会なのかと思ったと同時に、外様の宿命なのかとも思った。

同時期、旧医局より医局同窓誌に「医師歴十年間の道のり」に関する原稿依頼がきた。素直な気持ちを書いた。エリート集団に入れてもらって学ばせて頂いたことに後悔はないが、実績からすると明らかに落第点であった旨を謝罪し、立ち去ったことは正解であったと書き連ねた。名門医局の名を汚さずに済んだことに安堵感が広がっていた。筆者がいるようなところではなかったことを。

さらに都会の怖さも体験した。患者の医療費不払い問題に対して、自腹を切ったこともあった。死亡退院したら、治せなかったのだから病院の責任と言って医療費を払わなかった患者家族もいた。わがまま患者に対する対応には心底疲れた。病院側の都合を全く無視する患者やその家族もいた。いよいよ理不尽な患者に対する不満も出てきた。例えば、末期がん患者の肉親が余命を正確に答えるよう要求してきたことがあった。死亡日が的中せず、「史上最悪の医師」と罵られた。アドレナリンが放出し続けた。教授は「医師という職業は、身分（貴賤老若男女）を問わず、最も大人にならないといけないものである」と説いた。だから、我慢も必要と言いたかったのか？　心理学の分野でも登場する「感情労働」を意味していた。本当にそうか？完全に信頼関係が薄れた。

「もはやこれまで」とあきらめの境地に突入し、これだけの資格があれば、きっと地元でやっていけると居直った。緊張感の下、試験を受けつつ自己研鑽を継続し、洗練していくことが筆者に課せられた使命と考えた。都落ちという悲しさを感じつつ、実家の事情を考慮し、妻も後押ししてくれたのでいざ故郷へと前向きになれた。私生活を安定させることができなかった主の不徳を我慢して寄り添ってくれた妻子とともに定住の地を求めて……。「医師免許さえあれば、選り好みしなければ、全国どこでも生きることができる」というかつての上司の言動を思い出した。はぐれ外様医者の宿命を受け入れ、もう一度リセットすればいいと悲観的ではなく、楽観的に考える余裕が出始めていたので、妥協というものではなかった。

第八章　望郷の念　三重に帰る

――地元で地域医療を

前章は行き詰まった都会の生活編であった。本章は三重に帰る編になる。上京してから転職を繰り返し、なかなか居住が定まらなかった。都会ではうまくいかない状況が続いていたことから限界を感じながら、徐々に望郷の思いが強くなった。そんな時、第二の故郷である金沢が懐かしく思われ、数々の思い出がいっそう心を横切った。もはや金沢に帰ることはあり得ない。あの時決めたことだから。すでに過去の話……。そうしているうちに、両親のいる生まれ故郷に帰って、そこで地域医療をやろうと考え始めた。

就職活動が無事うまくいって、平成十八年十月、四日市にやってきた。生まれ故郷で生活する以上、妻子を鈴鹿サーキットや御在所岳、ナガシマスパーランド、千代崎海岸、志摩スペイン村などに案内した。一休みして（疲れ切った心身を癒やして）、少しずつ前向きに再チャレンジを誓った。それでも心はかなり折れていたようで、転職早々、思わぬ不運が相次いだ。周囲とうまくコンセンサスをとれず、波長を合わせる困難さを自覚した。地域医療を究め病診連携を深めつつ、崇高な目標（進化型総合診療医）に向かって奮闘しよう、そのつもりだった。徐々にやっていくしかないと覚悟はしていたが、軌道に乗るまでにかなりの時間を要した。

しかし、いつまでも悠長なことはしていられないし、もちろん、学問を捨てて敗走するわけにもいかなかった。そもそも専門を生かす前に、筆者が希望通りの医療を展開できるかどうか不明なのだから、その生命線をなくすわけにもいかなかった。現場対応力も未知数であり、それを証明してくれる仲間はどこにもいなかったからである。とりあえず、生活するために必要な資格を考えた。はぐれ外様医者は過去の実績や学歴は評価の対象にならないと思った。ましてや「出世」という二文字も最初から消去されている。個人病院は経営者の一存で役職を含め何でも決めるわけなので、ある程度の不平等は仕方ないとすでに知っていて納得していた。だから、現場対応力のみが評価の指標と認識していた。

まず、日本人間ドック学会に入会した。学会に参加して認定医を目指した。途中まで順調に単位を集めたが、時間的な余裕がなくなり、残念ながら退会した。次に、日本糖尿病学会に入会した。やる気のある臨床検査技師が糖尿病医療に参画したいと希望をにじませた。人脈をたどって学会評議員にお願いして入会の推薦を頂いた。入会二年

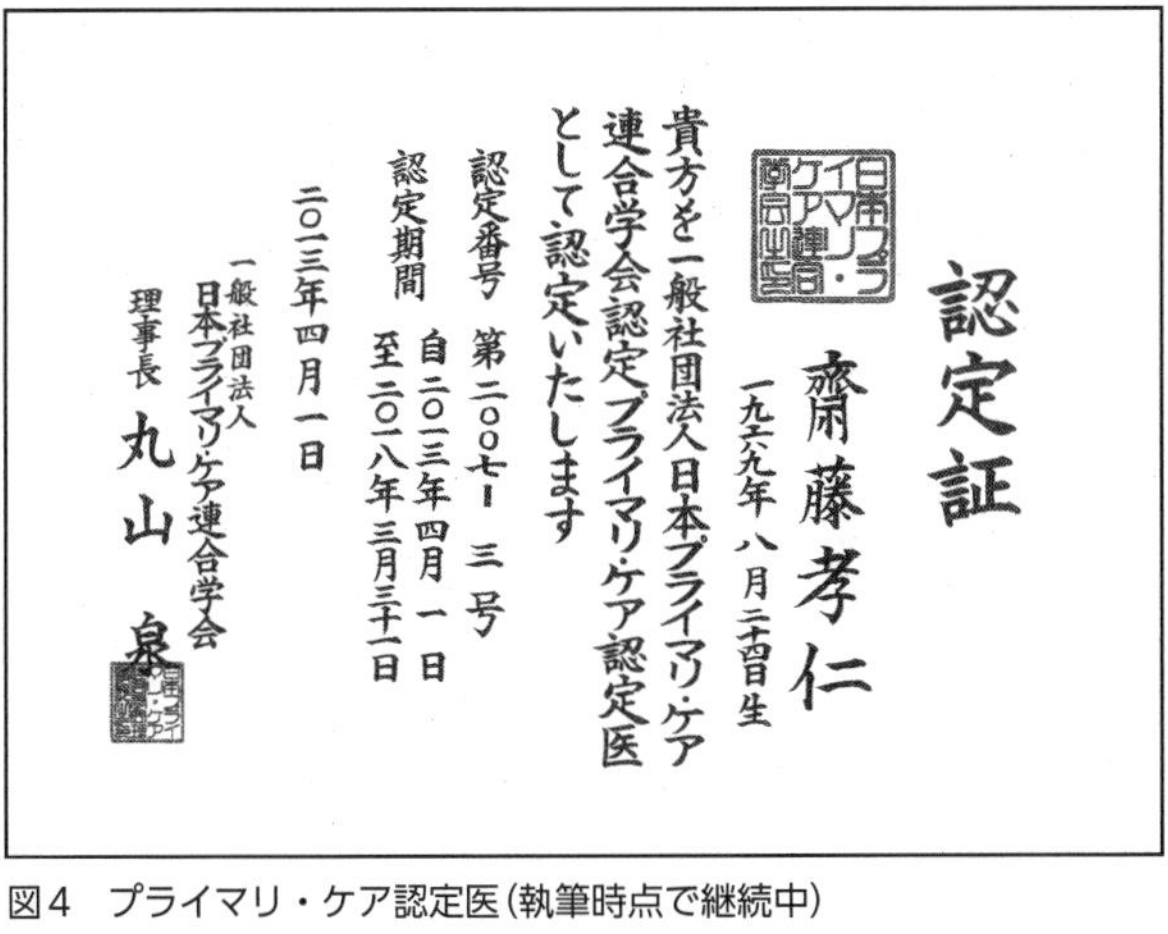
認定証

齋藤孝仁
一九六九年八月二十四日生

貴方を一般社団法人日本プライマリ・ケア連合学会認定プライマリ・ケア認定医として認定いたします

認定番号　第二〇〇七一三号
認定期間　自二〇一三年四月一日
至二〇一八年三月三十一日

二〇一三年四月一日

一般社団法人
日本プライマリ・ケア連合学会
理事長　丸山泉

図4　プライマリ・ケア認定医（執筆時点で継続中）

を過ぎると療養指導士（コメディカル対象）を推薦できるというメリットがあった。期待に応えようと意気込んだ。専門医受験資格は最初から無理だった（研修施設で五年間の修業が必要）。最終的に療養指導士は数名生まれた。人間ドックも糖尿病も医療経済市場としては大きい。地域医療に欠かせない領域であり、多方面で起用してもらうために準備を進めた。

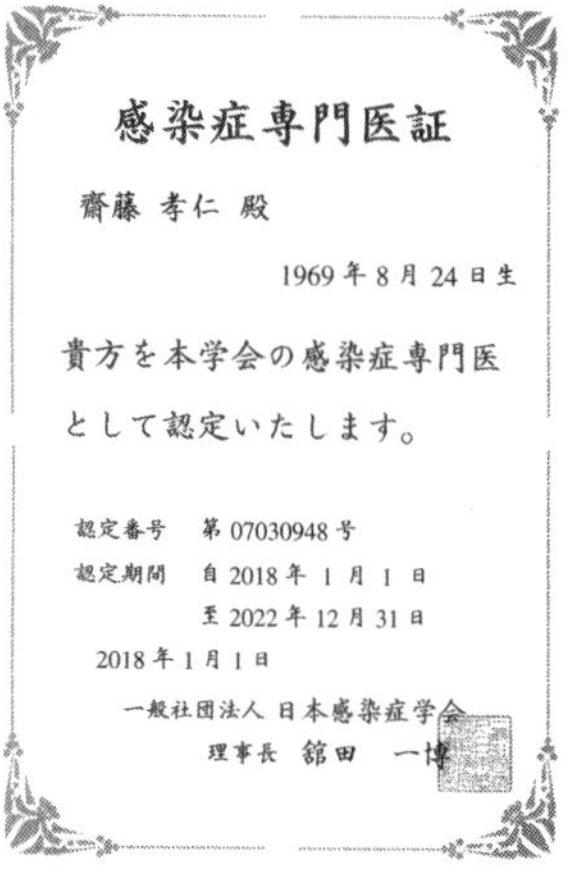
感染症専門医証

齋藤 孝仁 殿

1969年8月24日生

貴方を本学会の感染症専門医として認定いたします。

認定番号　第07030948号
認定期間　自2018年1月1日
至2022年12月31日

2018年1月1日

一般社団法人 日本感染症学会
理事長 舘田 一博

図５　感染症専門医証
（執筆時点で継続中）

その後、資格試験が続いた。最初に、東京医療センターの元上司（日本で優秀な総合診療医で筆者の恩師、元順天堂大学総合診療科教授）が受験資格を授けてくれて日本プライマリ・ケア学会認定医を取得した。受験会場は東京医療センターで、試験官はまさにその上司だった。タイムスリップした感覚だった（前ページ図４）。

次に、同窓の臨床検査医学教授に受験資格を授けてもらって日本感染症学会専門医を取得した。悲願の専門医に合格したわけであるが、出願基準（論文一本以上、学会発表三回以上、典型症例五十例以上、十例の詳細レポート添付）が異様に厳しかった。それまでにコツコツ集めた症例の蓄積が役に立った（図5）。

　その次に、日本リウマチ学会専門医を取得できた。この受験資格取得には大変苦労した。旧医局に在籍証明をお願いしたのだが、「そのような人物は在籍していなかった」との回答をもらった。いったい、どういうことなのか？　あの時、御礼をしなかった報復なのか？　退局すると過去は消されることを思い知らされた。それでも学会に異議申し立てを行い、やはりコツコツ集めた百症例を提出した。出身大学事務局の尽力のおかげで、在籍証明を発行して頂き、受験資格を取得した。そして、一度きりのチャンスと決めて邁進《まいしん》し、念願のリウマチ専門医の資格を得た（図6）。

　続いて、日本病態栄養学会専門医を取得したが、なんと三重県で二人目だった。京都が試験

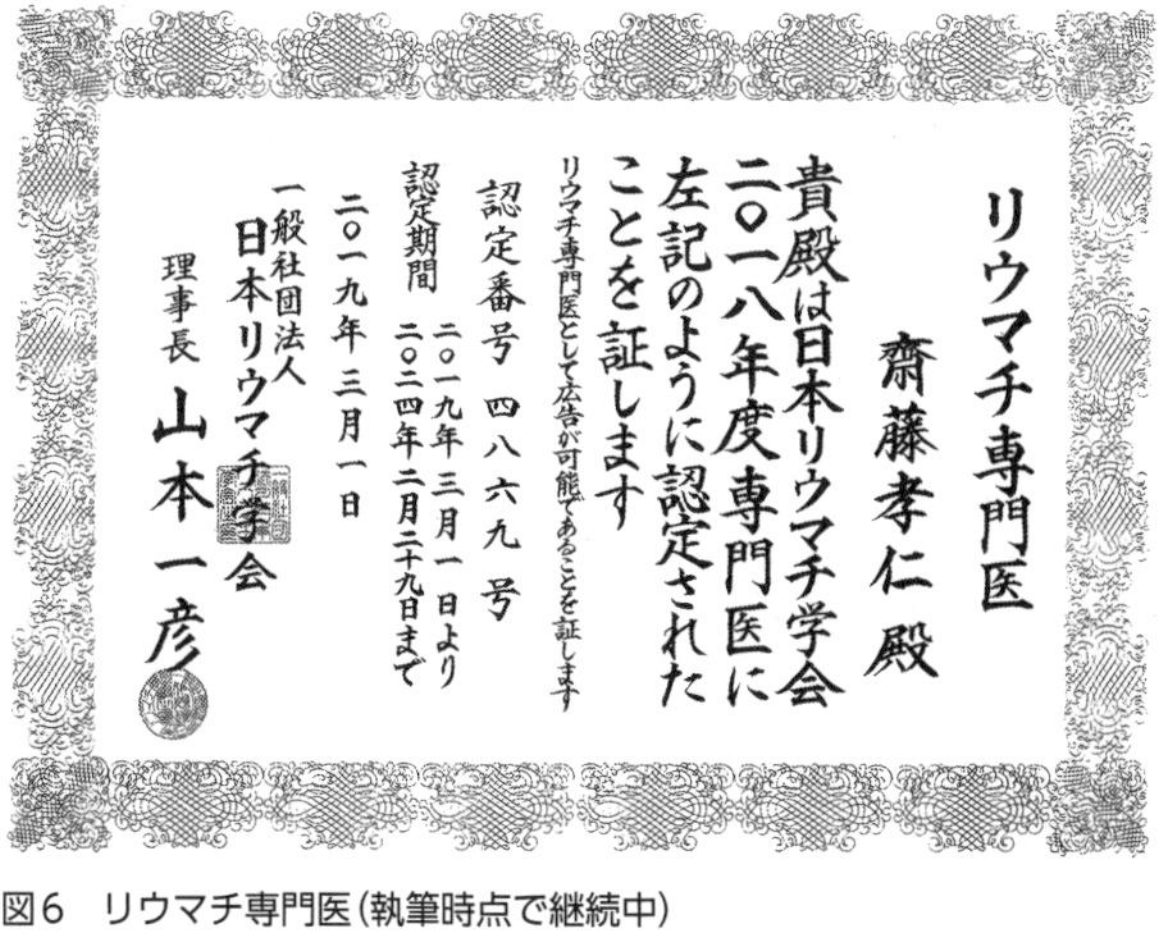
リウマチ専門医
齋藤孝仁 殿
貴殿は日本リウマチ学会
二〇一八年度専門医に
左記のように認定された
ことを証します
リウマチ専門医として広告が可能であることを証します
認定番号 四八六九 号
認定期間 二〇一九年三月一日より
二〇二四年二月二十九日まで
二〇一九年三月一日
一般社団法人
日本リウマチ学会
理事長 山本一彦

図6　リウマチ専門医（執筆時点で継続中）

会場だったのだが、昭和大学藤が丘病院の後輩の先生方も受験に来ていた。久しぶりに会話できて懐かしい時間だった。それから、規定の単位がそろって日本消化管学会認定医を取得した。これで消化器系認定専門医はすべて取得したことになり、ひとまず満足した。

少し趣向を変えて、アンチエイジング（老化防止）に興味を持って日本抗加齢医学会に入会した。テキストを読みまくって問題集（過去問含む）を解きまくって、抗加齢医学専門医を取得できた。ところが、気分良く専門的医療を展開していたら、思いがけない事態が起こった。ある患者に認知症治療薬を投与したところ、全く改善しなかった。その家族より「治せない専門医はそもそも専門医でない」という類の暴言を浴びせられた。やがて「抗加齢はそもそも実現しないのではないか?」と疑問に思い始めた。脳年齢や血管年齢が改善したという報告があるが、「どこまで有効なのであろうか?」とさらなる疑問を感じるようになった。結局、老化に立ち向かった筆者の行動を家族に謝罪しつつ、一期三年で専門医を辞退（退会）した。

もう少し稀有な専門医を探して日本甲状腺学会に入会した。この頃、三重県に専門医が一名しかいなかった。このような医療環境では、プライマリ・ケア医が担当せざるを得ないのが甲状腺疾患診療だった。インターネット上で講義と試験を受けてバーチャルカレッジを卒業した（図7）。かなりのボリュームであったが、系統的に甲状腺の勉強ができたので極めて有意義だった。専門医研修までは規定通り修了した。残念ながら学会発表は一度もかなわなかった。計三回発表すれば、受験資格獲得の予定だったが、時間が足りず断念した。言い訳であるが、次のようなデータで発表するつもりだった。抄録要約は次の通り。

甲状腺検査目的でない頸部《けいぶ》超音波検査を施行された延べ千五百五十四例を対象（二十九〜九十二歳の男女）に精査したところ、甲状腺腫瘍性疾患は延べ百四十一例（約九・一％）であった（乳頭がん確定一例を含む）。予想を超えて甲状腺腫瘍は多く発見されていたが悪性は少なかった。自己研鑽（専門医研修やバーチャルカレッジ聴講）に依存するプライマリ・ケア医が甲状腺疾患診療を行い、専門施設（名古屋にある甲状腺専門クリニックなど）と強固な病診連携を基礎にさらなる自己研鑽を重ねながら、継続診療していく必要がある。

やがて、西洋医学でうまくいかない症例にたび

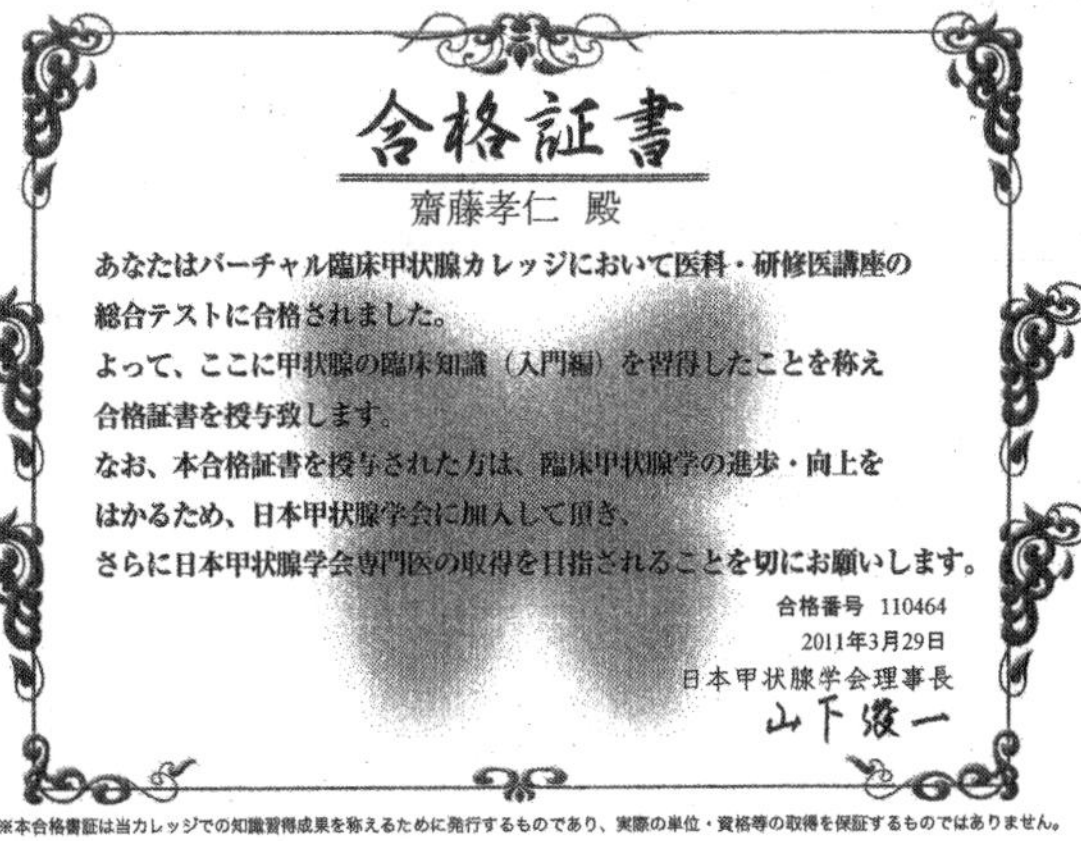

合格証書

齋藤孝仁　殿

あなたはバーチャル臨床甲状腺カレッジにおいて医科・研修医講座の総合テストに合格されました。
よって、ここに甲状腺の臨床知識（入門編）を習得したことを称え合格証書を授与致します。
なお、本合格証書を授与された方は、臨床甲状腺学の進歩・向上をはかるため、日本甲状腺学会に加入して頂き、さらに日本甲状腺学会専門医の取得を目指されることを切にお願いします。

合格番号　110464
2011年3月29日
日本甲状腺学会理事長
山下俊一

※本合格書証は当カレッジでの知識習得成果を称えるために発行するものであり、実際の単位・資格等の取得を保証するものではありません。

図7　合格証書（日本甲状腺学会）

たび遭遇することから、西洋医学が万能でないことに気付いた。興味本位に漢方医学（東洋医学）の勉強を始めた。気《き》血水《けつすい》という概念すら知らなかった。学生時代に勉強していない学科だ。そこで日本東洋医学会に入会することにした。四日市医師会に東洋医学研究会があることを伝え知り、顧問の先生に参加の挨拶をして独学を始めた。自由にディスカッションできる雰囲気のいい環境だったが、知らないことだらけで提供されたテキストをどんどん読み進めていった。葛根湯《かっこんとう》の正確な使い方も知らずに処方していたようだと反省した。そして、筆者も専門医が欲しくなってきた。口頭試問のある試験であることを知って愕然とした。指導医に三年間習う必要があり、難関に思えてきて足がすくんだ。自信がなかったので計画保留とした。

この頃、新専門医制度について日本専門医機構が動き始めていた。総合診療専門医の新規導

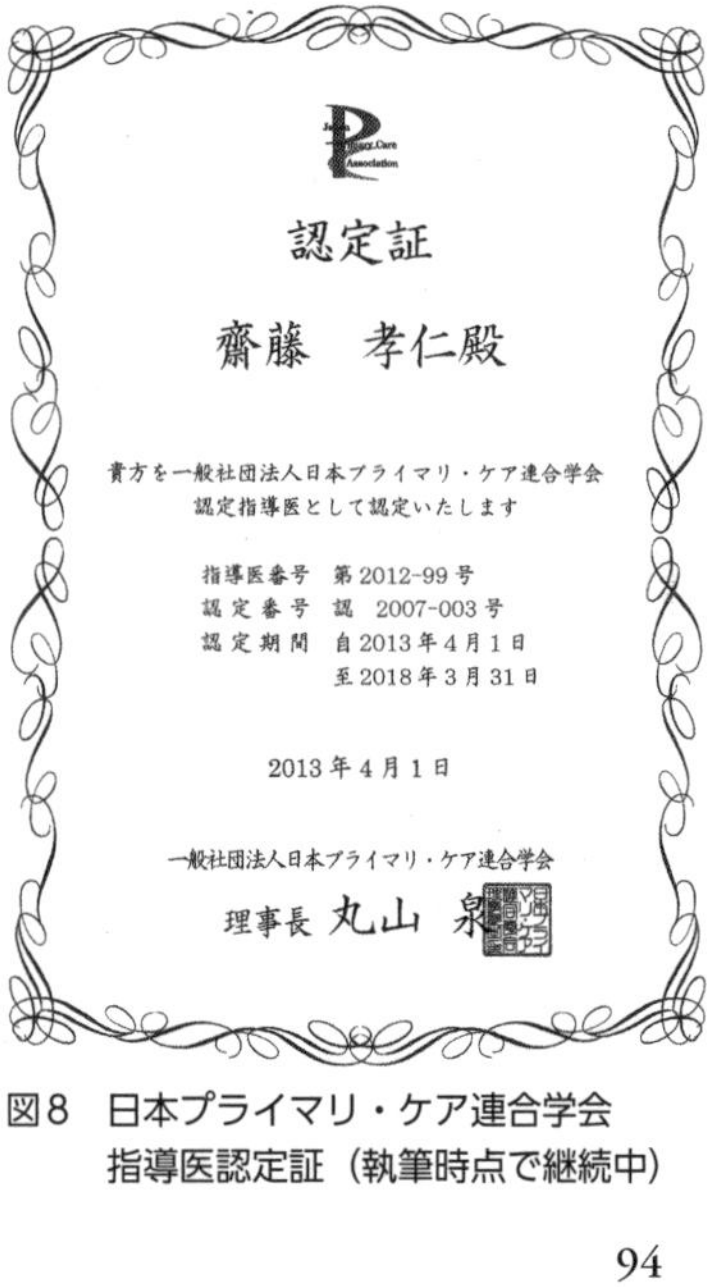
認定証

齋藤　孝仁殿

貴方を一般社団法人日本プライマリ・ケア連合学会
認定指導医として認定いたします

指導医番号　第2012-99号
認定番号　認　2007-003号
認定期間　自2013年4月1日
至2018年3月31日

2013年4月1日

一般社団法人日本プライマリ・ケア連合学会
理事長　丸山　泉

図8　日本プライマリ・ケア連合学会
指導医認定証（執筆時点で継続中）

入が決まっていた。筆者も平成二十四年四月に日本プライマリ・ケア連合学会の認定指導医（図8）を取得して準備を始めていた。ところが、平成二十九年四月にスタートする予定だったこの制度が、平成三十年四月に一年延期された。迷惑な話であった。地域医療を充実させるべく、一生懸命がんばってきたが、先が見えず計画は暗礁に乗り上げた。専門研修医をリクルートするために万全の準備をしていたが、ハードルがかなり高いことに気が付いた。身を削って指導しようと長期間計画してきたが、将来的な不安が募り、体力的な厳しさが重なってきた。結局、断念せざるを得なかった。

その後、指導医研修を受け、日本感染症学会指導医（図9）および化学療法学会指導医（次ページ図10）を取得した。院内感染制御医（ICD）を加えて感染症関連資格はすべて取得した。感染症学を極めようと独学でやってきたが、筆者の実力だ

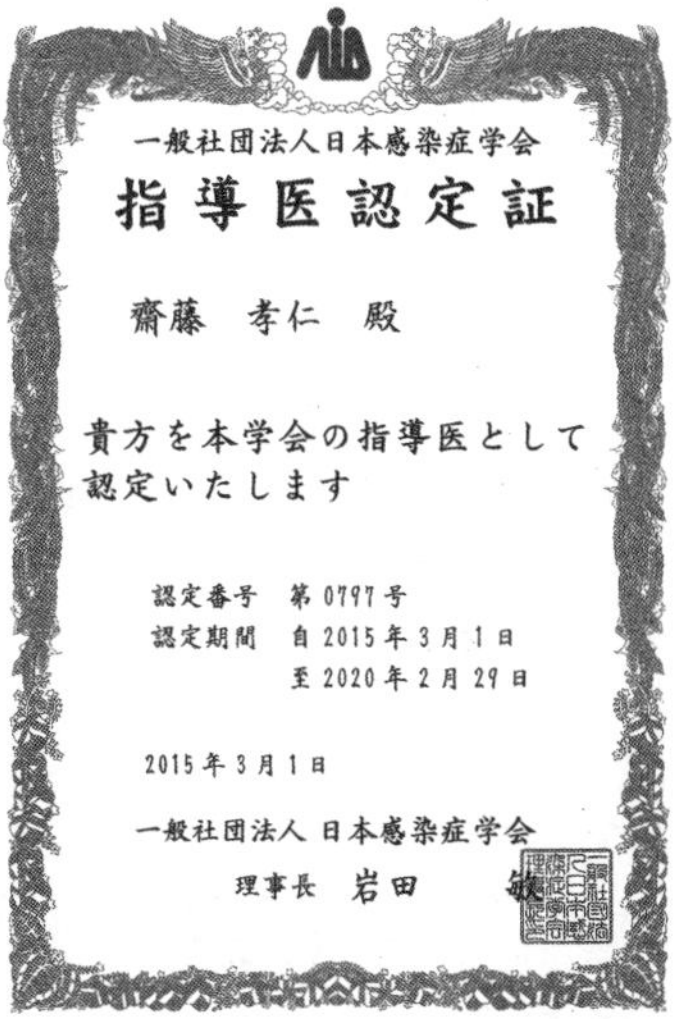
一般社団法人日本感染症学会
指導医認定証
齋藤　孝仁　殿
貴方を本学会の指導医として
認定いたします
認定番号　第 0797 号
認定期間　自 2015 年 3 月 1 日
至 2020 年 2 月 29 日
2015 年 3 月 1 日
一般社団法人 日本感染症学会
理事長　岩田　敏

図9　日本感染症学会指導医認定証
（執筆時点で継続中）

けでは到底無理だったと感じる。要所要所に先輩の先生方が協力してくださったおかげであり、心から深く感謝したい。

　そして、学会活動だけではなかった。三重県の身体障害者指定医を申請し、患者の負担軽減を図った。今までに取得したすべての資格を県庁に提出したら、内科系八種すべての指定医に認可が下りた。このように多種の専門医資格によって書類作成できることで、臨床実地における貴重なメリットを得た。また、糖尿病専門医は無理だったが日本糖尿病協会に入会した。地域のセミナーに参加して単位をそろえ、登録医を経て療養指導医を獲得した。四日市糖尿病地域連携研究会の世話人にもなり、地域医療に参画した。さらに、地域医療に脳卒中医療は欠かせないことから、日本脳卒中学会および日本脳卒中協会に入会することにした。急性期および回復期リハビリテーションにも守備範囲を広げていった。三重脳卒中連携研究会

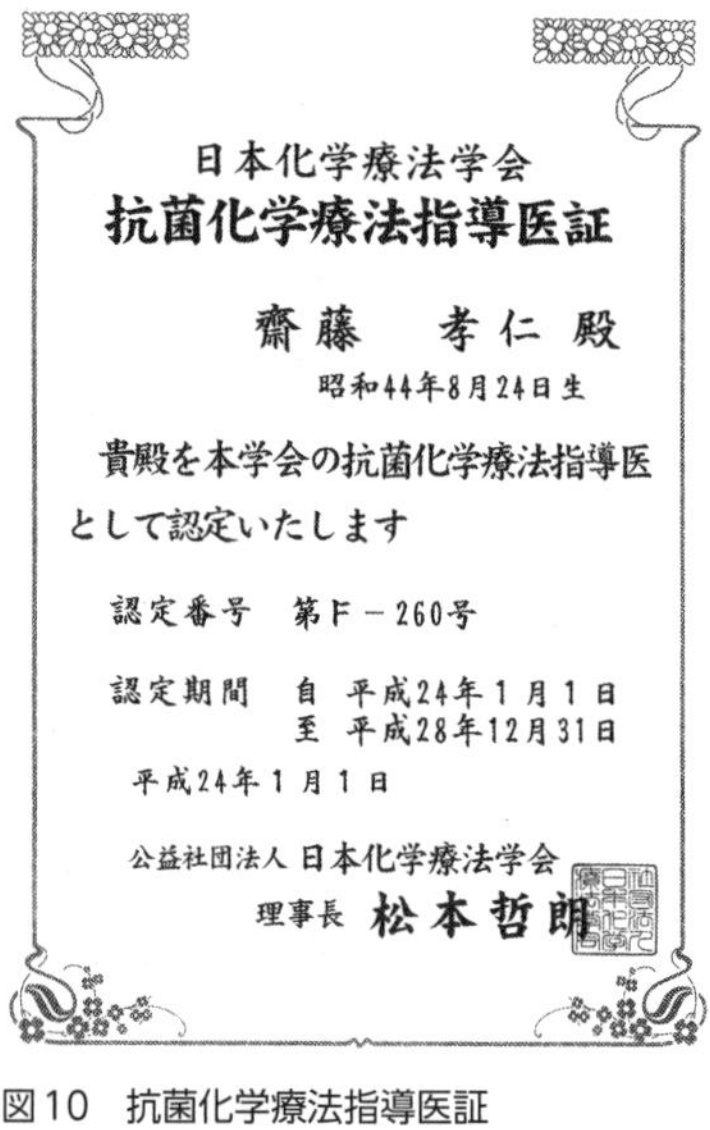
日本化学療法学会
抗菌化学療法指導医証

齋藤　孝仁殿
昭和44年8月24日生

貴殿を本学会の抗菌化学療法指導医
として認定いたします

認定番号　第F－260号

認定期間　自　平成24年1月1日
　　　　　至　平成28年12月31日

平成24年1月1日

公益社団法人 日本化学療法学会
理事長　松本哲朗

図10　抗菌化学療法指導医証

の幹事にも就任し、微力ながら地域医療に貢献できたことを誇りに思っている。

それまで異郷の地で働いてきたので、地元で医療を展開することに新鮮さが湧き上がってきた。ただし、筆者を知る同業者は極めて少なく、長期間三重の地を離れていたので全く交流がなく、久しぶりに会って会話できる旧友がいても何かしら心細かった。

第九章　奮闘中

――地域医療の組み立て

本章は三重における奮闘記である。三重に帰ってきた一年後の平成十九年秋、職場の内科常勤医師が筆者一人になってしまった。それ故、責任が重く、楽しく感じる時間は少なくなった。内科医師補充を直訴してもなかなか聞き入れてもらえず、二人分の仕事をこなしていたように記憶している。病院からすぐの場所にアパートを借りて、通勤による疲労をかわしていた。専門医でなくても内科系はほとんど筆者に押し寄せてくる。医師法第十九条一項（「診療に従事する医師は、診察治療の求めがあった場合には、正当な事由がなければ、これを拒んではならない」という医師の「応召義務」）が頭をよぎった。そう簡単には断れない。このような環境では常に緊張感があり、学問を忘れることはあり得なかった。最後の砦《とりで》という自覚をしながら、隙間時間もおおむね学問活動に費やした。難局を凌《しの》ぎながら、欲張って西洋医学と東洋医学の融合を狙ったことが理由でもあった。いいとこ取りして統合医療の確立を目指した。前向きにとらえるのであればピンチをチャンスに。筆者にはこれしかなかった。

臨床実地上、筆者はあらゆる疾患に対応せざるを得なかった。患者は次から次へと押し寄せてくる。ある一カ月間の一日平均入院患者数が約四十七人となり、多忙な日々もあった。その最中、学会活動を再開した。都落ちで適応障害になっていたのかもしれない（おそらく正しい）が、基礎固めにかなりの時間を要してしまった。その隙間時間で日頃の疑問点を解決すべく、厚かましくも臨床データを収集したりした。本章では、製薬会社の社内セミナー、研究会・学会発表や掲載文献などを紹介していくが、何一つ無駄なものはなく、どれもこれも有意義で貴重な経験をしたと確信している。

西洋医学は順調だった。最もメジャーで格式のある日本内科学会総会に四年連続演題が採択された。「臨床現場における総ホモシステインの測定意義」、「高コレステロール血症治療薬ピタバスタチンの総ホモシステイン低下作用について」、「高コレステロール血症治療薬ピタバスタチンの総ホモシステイン低下作用～続報～」と三年連続、総ホモシステインについて発表した。アンチエイジング（抗加齢）マーカーを探っていた中、酸化ストレスマーカーとされている総ホモシステインに出会った。これは保険適応のある血液検査であった。しかし、測定意義が分からなかった。文献を読み漁って、酸化ストレスマーカーが上昇する疾患とされる高血圧、糖尿病、高脂血症（脂質異常症）などの動脈硬化性疾患をターゲットに治療前後で測定してみた。降圧剤（高血圧治療薬）オルメサルタンで総ホモシステインが低下することが判明した。そして生活習慣病のうち、高コレステロール血症に対するスタチン製剤の効果を見れば、抗酸化力を研究する上で何か見えてくると考えた。そこで、ピタバスタチンと認知症、認知症と総ホモシステインが関連していることが文献的に報告されていたことを知った。ところが、ピタバスタチンと総ホモシステインの関係が分かっていなかったので、そこのデータを収集し、三角関係があることを割り出した。この研究はこれで一段落した。最後の一つ（四回目の発表）は、新規経口血糖降下薬すなわちＳＧＬＴ（sodium-glucose cotransporter の略）２阻害薬（ブドウ糖を尿から排泄する糖尿病治療薬）が登場したため、「ＳＧＬＴ２阻害薬の短期有用性」であった。これらは、もちろんすべて自力で仕上げた。短期仕上げもあったが長期戦略もあった。特に長期戦略では電子カルテの利をうまく利用した。あらかじめ必要な検査を入力しておくと自動的に（うっかり忘れなく）検査が流れ、おのずと結果が出る。これは楽でいいし、プロトコール通りにデータが漏れなく収集できた。

その他、整形外科との連携について「地域医療におけるリウマチ専門医の連携体制」を日本リウマチ学会総会で発表した。「地域一般病院における下痢対策」についてディフィシル菌（抗菌薬起因性下痢症の原因菌）の検出状況を日本感染症学会総会で発表した。日本糖尿病学会および日本リハビリテーション医学会で、脳卒中地域連携パスの宝例を対象に糖尿病の有無でリハビリ効果を検討し、多少の差があったがいずれも有効であるとの報告をした。

一方、慣れない東洋医学は難航した。陰陽（北極と南極のように極性が存在？　磁石のプラスマイナスと同じか？）とは何か、地球も北極と南極があって成り立っており、双方は切り離せないってことなのか。表裏一体とは何か、寒熱・表裏・虚実・陰陽・気血水とは何か。バランスなのか。どうも現代医学を除いて古代医学はこれらを基礎としているようだった。ただ、理論が極めて難しい。小宇宙をイメージしている。漢方薬は百種類以上のエキス剤が保険適応になっている。生薬構成にある程度のパターンはあるが全く覚えられない。現代西洋医学を学んだ日本の医師は漢方薬でいきなり治療はしない。しかし、西洋医学でうまくいかなかった場合、補完的に、代替的に漢方薬を使用することがよくある。併用することも多い。症状漢方（適応症イコール処方）にならないように注意している。証《しょう》（東洋医学的診断根拠）を理解しなければならない。

　四日市には教育的な漢方の先生が多く、四日市医師会東洋医学研究会には極力出席していた。いるだけで勉強になった。日本東洋医学会入会後、満三年で認定医試験が受けられる。専門医は東洋医学研修施設における三年研修が必須だった。それに該当しない独学者は認定医が与えられる。過去問を勉強するので精一杯だった。無謀とは知りながら強行受験した。平成二十二年十一月、皮肉にも昭和大学医学部旗の台キャンパスが試験会場だった。認定医試験は二十一人中十七人合格。筆者も含まれた。口頭試問は厳しかった。運が良かったとしか言いようがなかった。

　修業は続く。興味を持ちつつ、必ず西洋医学の弱点を補完できると考えていた。保険適応のあるすべての漢方薬を使えるように宝例探しに躍起になった。時間はかかったが、いよいよ雑誌に掲載されるようになった。「誤嚥《ごえん》性肺炎を契機に発症した呼吸不全に対して清肺湯《せいはいとう》が有効と考えられたパーキンソン病の一例」（『漢方医学』第三十六巻第三号、一〇〇〜一〇二ページ、二〇一二)。高齢者の肺炎後に胸水が溜まることがある。心不全によるものと推定して利尿薬で治療をするが効果がない。炎症後の胸水と推定できるが、それまで注射器で抜く以外にこの胸水を減らす手段がなかった。ところが清肺湯を長期使用することで胸水が減少した。この宝例は東洋医学会総会やサイエンス漢方処方研究会で発表し、それなりの評価を得た。もう一宝例。「反復性無気肺に対して清肺湯の有効性を証明し得た一症例」(『漢方医学』第三十八巻第一号、六四~六六ページ、二〇一四)。これは三重県部会で発表した。清肺湯単独の効果をCT画像で視覚的に有効性が確認できた。漢方薬の効果は個人差があり一律でない。それを理解すればいい。タイミングも大切だ。清肺湯は筆者の得意処方になっていった。

もともと消化器専門でスタートした筆者だから、「総胆管結石による反復性胆管炎に対して、茵蔯蒿湯《いんちんこうとう》が有効と考えられた一例」(『漢方医学』第三十六巻第四号、二九六~二九八ページ、二〇一二)を掲載できた。内視鏡処置や手術ができない総胆管結石の高齢患者はどうすればいいのか。総胆管が完全閉塞しない限り、絶食および抗菌薬を含む点滴による治療後、茵蔯蒿湯の内服を施す。続いてウルソデオキシコール酸を服用することで落ち着く(胆石は眠る)。この宝例は三重県部会で発表した。これを応用して、「敗血症性胆汁うっ滞に対してウルソデオキシコール酸と茵蔯蒿湯の併用が有効と考えられた一症例」(『漢方医学』第四十巻第一号、四〇~四二ページ、二〇一六)を掲載した。胆道感染症はおそろしく、積極的に対応しないと命取りになる。

胆石がないのに黄疸が長引く場合には、この宝例のように茵蔯蒿湯とウルソデオキシコール酸の同時服用が即効した。

感染症専門医として興味本位に東洋医学の感染症分野を調べていたら、吉益《よします》東洞《とうどう》（江戸時代の漢方学者）の排膿散《はいのうさん》及湯《きゅうとう》にたどり着いた。「化膿性疾患に対する排膿散及湯の臨床経験」（『漢方医学』第四十巻第三号、一七七〜一八一ページ、二〇一六）を掲載した。この宝例は東海支部例会で発表。抗菌薬が主流の現代感染症治療。長期使用すると耐性菌出現の問題が発生する。抗菌薬と併用して早期治癒を目指すことに重点を置いた。医療経済的にも重要な観点であった。

消化器内視鏡専門医として、内視鏡せずに出血が止まればありがたいと東洋医学的止血剤を調べていたら、芎帰《きゅうき》膠艾湯《きょうがいとう》にその有効性の報告があった。「反復する下部消化管出血に対して芎帰膠艾湯が有効であった放射線腸炎の一例」（『漢方医学』第四十一巻第一号、四七〜四九ページ、二〇一七）を掲載した。この宝例は下半身の静脈性出血に対する芎帰膠艾湯の有効性を示唆する発端となった。さらに症例数を増やしてサイエンス漢方処方研究会や東海支部例会で発表することができた。

超高齢社会。心不全が増えると予想して日本心不全学会にも入会していた。「慢性腎不全に合併したうっ血性心不全の急性増悪に対して五苓散《ごれいさん》が有効であった一症例」（『漢方医学』第四十一巻第二号、一一九〜一二一ページ、二〇一七）。この宝例は三重県部会で発表した。腎不全に合併した心不全の浮腫。利尿薬を増やせば腎機能が悪くなり、減らせば浮腫がひどくなる。どっちもどっちで相矛盾する。さあどうするかと思案した。西洋医学的には水分負荷（点滴）を行いつつ、腎機能が回復するまで時間を稼ぎ、肺うっ血に伴う低酸素血症が進行してくる中を酸素吸入で粘り（乗り切り）、ギリギリのところで大量の利尿薬を静注することで難を逃れていた。ところが、五苓散によって比較的簡単に事足りる宝例が少数あった。循環器科医師でこのような経験をしたという報告は少なからずあるのだ。

東洋医学では、漢方（湯液）と鍼灸に分野が分けられる。医師は鍼灸を得意としない。筆者は「合谷《ごうこく》」という経穴《けいけつ》（ツボ）を円皮鍼《えんぴしん》で刺して、時々鼻閉を改善している程度である。偶然にも四日市医師会の東洋医学研究会に長く在籍していたので、三重県鍼灸師会のセミナー講師を依頼され、計三回「病名にとらわれない診断学入門」をテーマに講演した。総合診療的発想をコメディカルにも理解して頂きたく熱弁をふるった。実習も交え、いずれも盛会であった。

蛇足であるが、筆者自身も奮闘した。生活習慣病にふさわしい肥満体だった。ある嫌味な言動をきっかけに行動変容および脳内革命を図った。詳細は秘密であるが、体重八十三kgから六十三kgになり、二十kg減量に成功した。すなわち、念願のダイエットに成功したのだ。実は、糖質：蛋白：脂質＝二：五：三のマイルド糖質制限ダイエットを行ったのだ。糖質ダイエットは医学的に議論の余地があるが、筆者のダイエット前後の腹部CTという証拠（内臓脂肪激減および脂肪肝消失）が残っている（データ省略）。

地元での生活に慣れ、医師会活動で顔見知りの先生方との交流が盛んになってきたので、いつの間にか心細さを忘れるようになっていた。その反面、職場での人間関係が徐々に悪化し、雲行きが怪しくなる出来事が散発し始めた。それに伴い、私生活もギクシャクし始めた。理不尽に感じる諸問題が山積し、精神的に不安定になっていった。仕事を楽しく感じないようになっていった。逆風が吹き荒れる中、「はぐれ外様医師」という身分を思い知らされる雰囲気が漂ってきた。労働条件について、入職時にきちんとした契約書を交わしていなかったことを後悔することになった。

第十章　再考と軌道修正

――経験に基づいたアレンジ力の洗練

本章は、序章二の再考と軌道修正である。数々の経験が再考をもたらし、単なる総合診療医の必要性を論じるだけでなく、進化型総合診療医という、良い方向へ軌道修正するきっかけを与えてくれた。専門医が増えるに従って、そのメリットが相加相乗的に現場で活かせることに喜びを感じるようになった。新たに、在宅医療にも参画するようになった。

A．健診・検診・人間ドック：プレホスピタル（病院受診前という意味）、未病状態、健康志向、予防医学および自己管理の重要性を説く。

つまり、病院を受診する前のセルフケアである。そのために一般人を啓蒙することが大切となる。基本的なことかもしれないが、案外医師が介入しにくく、通院しない人々に声が届かない。専門性の高い乳腺科・婦人科・泌尿器科・耳鼻科（ある意味、内科系の弱点）は除外せざるを得なかった。専門家に委ねる体制を整えつつ可能な範囲で行うのが基本だからだ。筆者は研修医時代から鼓膜診察、心電図判読、眼底検査読影や乳腺診察は行ってきたので経験は十分にあった。一方、婦人科診察は経験がほとんどなかったので、婦人科まで守備範囲を広げることはしなかった。

内科系の長所は、レントゲン読影や心電図判読にある。外来業務や病棟業務で日常茶飯事的に遭遇しているので、経験が豊かになる。しかし、油断は禁物だ。正常もたくさん含まれている。この分野では、正常を多く診ることに重点を置くべきであり、そこから派生して異常を早く見つけることにつなげていくことに意義がある。欲を言えば、超音波、ＣＴおよびＭＲＩの読影も鍛錬すべきである。筆者は、腹部超音波が消化器の範疇であるので守備範囲とできた。消化器内視鏡専門医であることから、上部消化管内視鏡（胃カメラ）の係を長年従事することができた。ＣＴやＭＲＩは放射線科レポートと毎回答え合わせをして経験値を上げていった。

人間ドックはスクリーニングであり、検査結果を白黒はっきりさせるところから始まる。学問的な楽しさはないかもしれないが、その検査項目からあらゆる可能性を考えなければならない。ドック医としての立場は気楽であるが、それを受けるプライマリ・ケア医は重責を感じることに留意すべきである。筆者の経験では、五十万人に一人の疾患を発見するに至った宝例がある（先天性第Ⅶ凝固因子欠乏症）。こだわり続けていれば、何かが見えてくるはずである。

ただし、科学的根拠に基づいた健診・検診を常に意識すべきであり、「質の悪い検診は何もしないより悪い」（Raffle, A. & Gray, M.）という有名な格言があるように、科学技術が発展している現今、特にがん検診において留意すべきである。

Ｂ．一般疾患：いわゆるプライマリ・ケアである。初診ではさまざまなありふれた疾患を診ることになる。大学病院などの専門外来を担当しない限り、一般内科はあらゆる病気を持った患者が訪れる。専門外にも頻繁に遭遇するが、専門医を多く獲得していれば専門的に診療できることもあり、その患者にとってはメリットになる。時には、即日完結型を意識することも必要となる。不可能な場合、次につなげるための検査と診断的治療を行う。言うまでもないが、緊急性のある疾患（特に循環器疾患や中枢疾患）に対応するために、見逃してはならない重症疾患を鑑別する必要がある。

場合によっては、「病名にこだわらない」診察が必要となることもある。保険診療の観点からどうしても病名を付けなければならないが、後から修正するという勇気が要求される。筆者も胃腸風邪から白血病を発見した宝例を経験している。一般内科と言えども奥は深い。

また、患者の主治医を任された以上、さまざまな書類作成を依頼される。介護保険の主治医意見書も含まれる。介護保険制度は、筆者が医師になってからできた制度であった。介護支援専門員を取得していたので、主治医意見書作成などの介護保険関連の対応が速やかにできたことは大きなメリットになった。

C．消化器疾患：診断および治療目的の上部および下部内視鏡検査を行う。ただし、消化器内科で五年間の研修が必要となる。この研修期間は我慢して修行するのみ。技術的な研修は、時間をかけて行う必要がある。技術があると急な場合に役に立つし、稀少価値がある。特に、大腸内視鏡検査のできる医師は少なかったので、早晩起用されるメリットがあった。消化器内視鏡専門医は取得価値が大きいと考えている。

一方で、専門医取得前は可能な範囲で一般的な検査や治療を行うことに専心することを勧めたい。観血的治療（出血を伴う治療）は指導医と二人三脚が望ましい。そして、その取得後から自立していけば良いであろう。内視鏡検査は個人プレイになりがちだが、コメディカルの補助は不可欠である。場合によっては複数の医師で施行することもあり、普段からチームワークを保っておかねばならない。

筆者は認定医・専門医の資格を有していたので、施設のマンパワーの許す範囲で積極的に治療を行った。無限の予算があるわけでないので、購入可能なデバイス（機器）の有無も考えて行動すべきである。例えば、ラジオ波を借用して少数宝例の肝臓がん治療をした経験もある。専門医であれば、最新鋭の機器で治療を行うこともできる。やはり、専門医のメリットは絶大で満足感のある代物と味を占めた。さらに、Ｂ型肝炎やＣ型肝炎の治療に対して、助成金制度の書類を作成する特権もあり、心身ともに負担となっている患者の経済的援助にも貢献できる。

Ｄ．感染症疾患：血流感染、呼吸器感染症、尿路感染症、胆道・消化管感染症などを扱う。

基本は培養検査にある。これなくして、いい結果は残せない。グラム染色（細菌染色法の一種）が迅速にできれば、さらに理想的である。

臓器特異性（どの臓器に抗菌薬が集積するか）、組織移行性（どのような組織に抗菌薬が移動しやすいか）、抗菌薬の薬物動態学（pharmacokinetics：PK）／薬力学（pharmacodynamics：PD）理論（薬理学的特性）などを理解して適正使用に心掛けることが大切だ。細菌（バクテリア）感染症がすべてではなく、ウイルス感染症や真菌（カビ）感染症、場合によっては混合感染を考えても良い。

筆者の経験上、パラチフスの宝例は血液培養検査が決め手だった。一方、メチシリン耐性ブドウ球菌（methicillin - resistant staphylococcus aureus：MRSA）性骨髄炎に合併した敗血症および出血が止まらない重病である播《は》種《しゅ》性血管内凝固症候群（disseminated intravascular coagulation：DIC）をきたした宝例は、血液培養検査が参考にならず、経験的な治療で長期戦となったが辛うじて軽快した。培養検査の感度特異度を理解しつつ、感染症専門医としてのメリットを最大限に活用して、培養検査が陰性でも経験的に抗菌薬を投与することで重症患者を救うことができた。

また、感染症専門医は感染対策にも精通している必要があり、日本環境感染学会に入会し、院内感染対策にも力を注いだ。院内感染防止対策委員会の主要メンバーに抜擢され、病院を揺るがす院内感染の発生を制御するという立場にあり、失敗は許されないという重い責任を担っている。かつて、ノロウイルスのアウトブレイクという困難に遭遇したことがあったが、全員手袋対策（医療スタッフおよび嘔吐下痢患者が全員手袋を付けるという方法）でうまく切り抜けた。

E．脳卒中疾患：急性期で手術適応のない脳出血および脳梗塞の保存的治療を行う。急性期～回復期のリハビリテーションを行う。

地域医療の観点から、軽症の脳卒中は診療対象になる。病診連携の観点から、急性期治療を終えた脳卒中患者の在宅復帰支援を兼ねたリハビリテーションに積極的に介入していく必要がある。最終的に、かかりつけ医にバトンパスするための中継ぎ的役割を担う。脳卒中患者は、心房細動（脳血栓の原因不整脈）、高血圧、脂質異常症および糖尿病などの基礎疾患を持っていることが多く、その治療も並行して行う必要がある。総合診療医としてその経験を十分発揮することができる。

F．リウマチ疾患：膠原病を診断基準をもとに正確に診断し、安定した膠原病の経過観察や軽症膠原病のステロイド治療を行う。

整形外科系のリウマチ専門医は多いが、内科系のリウマチ専門医は少ない。地域基幹病院に専門医が常勤している程度である。特に、関節リウマチ以外の膠原病を診療する必要がある。そこに、リウマチ専門医の稀少価値がある。

時々、珍しい宝例にも遭遇するが、案外見過ごされていることもある。筆者の経験では、産後発症した皮膚筋炎の宝例や、自然寛解するので重要視されない好酸球性筋膜炎の宝例がある。抗好中球細胞質抗体（antineutrophil cytoplasmic antibody : ANCA）関連血管炎の宝例も坐骨神経痛を思わせた（実際は多発性単神経炎）。膠原線維は全身にあるので、頻度は少ないがいつも膠原病を鑑別診断に入れておかなければならない。スチル病（若年性リウマチ疾患）やリウマチ性多発筋痛症は、関節痛や筋肉痛をきたす関節リウマチに類似した疾患であるが、一見感染症を思わせるので注意すべきである。筆者は、感染症専門医とリウマチ専門医を両方取得しているので、常に双方より考察できるというメリットがあった。

G．糖尿病・動脈硬化性疾患：糖尿病や脂質異常症を中心に生活習慣病の治療を行う。診療ガイドや学会ガイドラインを参照する必要がある。多職種協働というチーム医療はすでに市民権を得ている。特に糖尿病教室はその典型である。筆者は日本糖尿病学会会員として療養指導士を育成した。また、日本糖尿病協会の療養指導医（準専門医的立場）として、糖尿病専門医の先生方と交流を持つことができ、さまざまなノウハウを授かった。そして、素人集団から糖尿病教室を実現することができた。良きアドバイザーとスタッフに恵まれたことに感謝している。

H．漢方診療：西洋医学で解決できない疾患に代替補完医療として行う。また、西洋医学と併用した統合医療も行う。漢方の長所と短所を理解する必要がある。有効宝例を蓄積し、新たな知見をアナウンスする。

西洋薬よりも優れている漢方薬もわずかに存在する。例えば、芍薬《しゃくやく》甘《かん》草《ぞう》湯《とう》というこむらがえりの特効薬がある。患者の体質や状態（証や六病位）を念頭に、ワンパターンな治療を慎む必要がある。漢方医学認定医のメリットは、漢方診療を希望する患者のニーズに応えることができることである。学生時代に講義がなかった世代であるので、医師になってからの研鑽であった。症状漢方処方といって、病名イコール処方という短絡的な処方は、残念ながら推奨されないことを肝に銘じて診療を行う必要がある。西洋医学的な診察方法ともやや異なる。現代医学に古典的経験的処方を使用することは、古臭いイメージがついてくるが、少なくとも二千年の歴史と使用実績があるので、有効活用するべきだ。

I．緩和ケア：死因の第一位であるがん。末期がん患者の疼痛緩和を含めた全人的ケアを行う。

以前は偏見のあった医療用麻薬治療だが、日本の医療用麻薬使用量の少ない現状を憂慮している。世界保健機関（world health organization：WHO）の三段階除痛ラダーを参考に適切な時期から遅延なく医療用麻薬を投与する必要がある。評価も適宜行い、疼痛コントロールに万全を期す。緩和ケア研修会の修了証は早く取得しておいたほうがいい。緩和ケアは、終末期ケアやホスピス・ケアと類似しており、全身を縦断的かつ横断的に診察する必要があり、総合診療的観点からのアプローチが望ましい。その後、終末期ケア専門士も取得した。

J．学会研究活動：日本内科学会などの総会・地方会で発表を行う。基礎研究と異なり、臨床的意義を追求する。

日常診療で疑問に感じたことをメモしておいて、現場でデータを収集して発表してみると良い。筆者の場合、前述したが、総ホモシステイン測定や清肺湯などの漢方薬使用経験が当てはまる。日頃、疑問に感じていて適切な参考文献にたどり着けない場合、独自の理論（オリジナル）を構築することも時には必要である。臨床試験の質を審査する実務経験を有する筆者は、臨床研究のプロトコールを比較的上手に作成することができたというメリットがあった。

K．医師会活動：医師会主催の研究会に積極的に参加する姿勢を持とう。また、認定医・専門医として講師などを引き受けてもいいだろう。必要に応じて、産業医活動を行う。

医師会主催の研究会に参加し、一流の講師の講演をありがたく拝聴する。最新の知見を獲得できる。実力テストを受けるつもりで、発表者または講師として講演を行う勇気も必要である。虚栄心を捨て、チャレンジャーとして前向きに考える。臨床現場でないので、壇上死しても誰かが助けてくれる。

筆者は、産業医を取得してから労働衛生についても独学した。日立戸塚総合病院（横浜時代）に勤務していた際、産業医の先生と会議することがあり、交流を持つことで産業医のノウハウを教えられたように記憶している。

L．保健福祉活動：地域住民に講演を通じて啓蒙活動を行う。

筆者は、地域住民に対して、糖尿病を含む生活習慣病やインフルエンザなどの感染症について基本的なことを解説した。地域医療の一環で、公民館に出向いて地域住民に講演した。診療とは違った雰囲気であった。日本プライマリ・ケア連合学会の認定医および指導医を更新するために不可欠な分野であり、講演内容についてもレポートした。

M．協会団体活動：協会や友の会の活動を通じて、患者の生の声に耳を傾ける。

筆者は、全国膠原病友の会の患者質問集や日本脳卒中協会の患者作文集などを読んで、患者の心境を思い浮かべ、いろいろ考えさせられた。その内容は、必ず診療に生かすことができることを忘れてはならない。膠原病や脳卒中後遺症は、難病と扱われており、身体的だけでなく精神的にも病むことが多く、診療中に患者が表出しない情報を得ることができ、共感することができた。

N．教育活動：コメディカル、若手医師から大学医師までを対象に、あらゆる視点から学問していく。

樹木にたとえると、基本分野は幹、専門分野は枝、細かな知見は葉に相当する。幼木の成長には時間がかかる。大きくなるにつれて花を咲かせる力をつける。教えてばかりではネタが尽きる。知識を身に着けつつ、教えながら学ぶという姿勢が要求される。

筆者は、三重大学病院総合診療科に講師として招かれたことがあった。多数の専門医を取得しているので、総合診療医的立場から専門医的立場まで広範囲に講演内容を展開することができた。切り口が豊富にあるので、進化する総合診療医のメリットを最大限に発揮することができた。

O．在宅医療：病院だけが医療現場ではない。在宅医療も平成時代より発展してきた。横浜勤務時、日本在宅医学会（当時　現・日本在宅医療連合学会）に入会して在宅医療をわずかながら行ったが、不完全燃焼に終わっていた。四日市でもすでに実践に入っており、地域医療に微力ながら貢献している。

進化型総合診療医の守備範囲は、経験とともに広がっていく。だから、いろいろなパターンがあっていいと思う。外科系で出発し、進化型総合診療医に至ってもいいと思う（むしろ、外科的視野を持っているのであれば、筆者よりさらに進化している）。前述したが、すべての疾患に対応することは不可能であるので、興味のある方向にシフトしていくのが楽しいかもしれない。少なくとも筆者は、必要に迫られた方向に進んでいった経緯がある。一人でできる範囲は限られている。後は、努力することを忘れてしまうほど努力し、（周囲からは称賛されても）そんなの当たり前と思えてくるという境地を追求していきたい。

第十一章　挫折と持病

――強いられた休息と暗中模索

前章は経験値に基づいた再考と修正であった。我を忘れて突き進んできたが、いつの間にか気づいたらアドレナリン大量放出の医療を展開していた。純粋な医療を展開してきたつもりであったが、避けて通れぬ不得意な経営分野に迷い込み、雲行きが怪しくなってきた。ブランド化を目指す経営陣がトータルヒューマンヘルス（病院理念）の終焉を突然宣言したからだ。慎重派の筆者は目標を失い、心が完全に折れた。その理念に魅力を感じてやってきて、充実させるべく不断の粉骨砕身を続けてきたのに……。アドレナリンの放出が最高潮となった。進化型総合診療構想という目標が音を立てて崩れ去った。そして、操縦不能に陥った。

そんな渦中、平成二十八年夏、不運にも眼科疾患を契機に体調不良になった。眼球が痛くて頭痛がした。急性緑内障発作と自己診断したが、眼科を受診し、眼圧や眼底検査は正常で、実際は（自己免疫性）虹彩炎の診断であった。ステロイド点眼薬でやや軽快したが、そのまま働いたために不眠症や神経過敏（おそらく適応障害）も出てしまった。肉体的にも精神的にも限界に達したため、七月十六日に退職した。

その後、フリーター医師になった。妻子がいる以上、最低限の収入が必要だったため、療養しながら働いた。長年病んでいためまいの原因は潜在的に適応障害にあり（専門医も認めている）、ストレスのたびに発生していた（小発作を繰り返して、その都度めまいを起こしていた）可能性も考えられた。

生活のためなら何でもできる。筆者の持てる力を最大限に発揮すればいい。そこで、インターネットの利を思い出した。介護支援専門員（ケアマネジャー）もインターネットで勉強し、独学合格したことを思い出した。不安が先行していたが、アルバイト探しもインターネットで十分だった。ただし、希望していた病院への就職面談は、理由不明で断られてしまった。そうこうして落ち込んでいるなか、三重大学総合診療科竹村教授（当時）から励ましのメールを頂いたのをはっきり覚えている。何と心強かったことか……。

子供の頃からの夢で医師になった。小学六年生に塾通いし、有名私立中学を目指したが全く歯が立たず挫折した。地元公立中学に入学することになった。中学二年生が転機だった。まさしく運命だった。筆者を根元から変えてくれたあの一年。時は流れて医学部に合格した。そして、国家試験に合格したのだから正真正銘の「医師」である。しかし、医師になってから不安だらけの毎日だった。ポケベルが鳴る。耳鳴りのように空耳のように。未熟ながら決断が必要な瞬間があった。何年も経ってから、あの時の決断は最適でなかったとフラッシュバックして心が痛むこともたびたびある。心的外傷後ストレス障害（post-traumatic stress disorder：PTSD）かもしれない。筆者の機嫌を自己分析してみると、病棟患者の経過が良ければ機嫌が良く、経過が悪ければ機嫌が悪い。精神的未熟さを自覚した。果たしてこれで良かったのかといつものように自問自答した。急変に筆者の経験不足を感じる。読みの甘さもある。一方、ファインプレーに筆者の成長を感じる。ただし、油断禁物だ。

やはり、フリーター医師の経験は重圧だった。急遽《きゅうきょ》退職したので翌日から無職となった。もちろん無給だ。まさしく浪人生活の始まりとなった。重責から解放されたという安堵感よりも、生活していかなければならないという焦燥感と、失職したという喪失感のほうが強かったように記憶している。しかし、病気とは怖いものである。バランスを失った紙飛行機が墜落するように脆く弱々しい。人生立て直しだ。前向きに考えれば良い。逃げるつもりはないし、逃げれば追い詰められるだけだ。どうやって収入を獲得すればいいのか。研究会や医師会の関係者、さらに学会関係者とどのように連絡を取ればいいのか、インターネットを自宅に有していなかったので途方に暮れた。妻が「とりあえずインターネットカフェで皆さんと連絡を取ってやっていくしかない」とアドバイスしてくれた。そのようなことも思いつかないほど頭の中はパニックになっていた。この虹彩炎は半年で四回も寛解増悪を繰り返した。視覚障害も伴っていた。車の運転も怖くて危なかったので、徒歩や自転車で主に生活した。健康の大切さを感じた。不安もあり、知人の脳神経外科医に頭部CT検査をして頂き、大丈夫と言われた。

ここからが奮闘記の始まりとなった。元職場の知人が心配してアルバイトを斡旋《あっせん》してくれた。山中胃腸科病院の当直だった。ひとまず最低限の収入を確保できた。それから、インターネットカフェで就職面接の段取りやスポットアルバイトを探した。内容は出張健診（バス健診）、外来、病棟管理、日直・当直および健診センターの内視鏡であった。鈴鹿市の中京サテライトクリニックという健診センターや亀山市の田中病院が雇ってくれた。退職してから七月末までの約半月、収入はほとんどなかった。待機期間は長く長く感じた。八月二日からやっとアルバイトが入り、八月は日直・当直や健診で何とか生計が成り立っていた。九月以降、少しずつ安定してきた。ただし、家計も補正予算であり、筆者の貯金も切り崩した。今までの臨床経験から辛うじて仕事はこなせた。守備範囲を広くしておいたので助かった。転ばぬ先の杖という。さすがに常勤医でないので病棟主治医はできなかったが、田中病院では勤務時間中は病棟を任された。ワンポイントリリーフで代理が務まればいい。補欠でもいい。病棟を管理する勤務医であればそれでいい。己に言い聞かせて……勤務医にこだわり続けた。

都合よく考えれば、病棟医（当直医も含む）には責任があり、患者のカルテを確認してもいいはずだ。思い返せば、珍しい宝例や未経験の宝例がいれば、常勤先も非常勤先も区別なく、カルテを熟読して臨床経過や処方内容を頭に叩き込んだことが頻繁にあった。症例（当時）を蓄積するべく、このような手段に出たことは許容されると思った。ありがたく勉強させて頂いたと密かに感謝している。

暗黒時代が続く。『徒然草』のごとく、心に移りゆくよしなしごと……が頭に浮かぶ。とにかく目標を持ってやろう。地位（例えば院長）でも金（ビジネス）でも奉仕の精神（臨床経験充実、やりがい、患者本位……）、何でもいい。評価もいろいろある。診療経験数、成功率（失敗率）、収入、自己満足度……など何でも良かろう。教育好きな医師もいい。されど、親切に教えるくらいならもっと学べ（自己研鑽しろ）と批判したくもなる。教えながら学ぶという方式も間違いではないけれど。そもそも「一流とは何ぞや」だ。ある有名歌手の言葉を借りると「実績を伴いつつも現状に満足しない状態」であるという。「二流かつ前向きの努力」が一流となる必要条件だそうな……。結果が伴って評価を受ければ十分条件で、そこで初めて一流になるとか……。いったい、誰が評価するのか？　患者？　上司？　政治家？　家族？　金持ち？　分からない……。

総合診療医か？　この際、基本に戻ればいい。原点に戻ればいい。ダ・カーポ（da capo）だ。そういえば、ＮＨＫの番組テキスト『今日の健康』は学生時代によく読んだ。有名人が一般向けに分かりやすく書いてくれていて的を射ていた。キョーリン製薬発行の冊子『ドクターサロン』は研修医時代からずっと読み続けている。有名な医学者が最新情報を分かりやすく（ラジオなら十二分程度で）解説してくれる。ありがたいありがたい。日本プライマリ・ケア連合学会のe-learningはやり尽くして、全単位を獲得した。すべて、「継続は力なり」という言葉を信じてここまでやってきた。だから、また一から始めよう。同じ失敗を繰り返してはならない。クリニカルダイナマイトを爆発させてはならない。クリニカルパールやクリニカルジャズという言葉はよく耳にするが、クリニカルダイナマイトは筆者が名付けた用語だ。心理学的な落とし穴（先入観）が取り返しのつかない不運な結果を招く。

その関連で一宝例を紹介しておこう。慢性腎不全でかかりつけの高齢患者だった。冬季に発熱して間もなく夜間時間外受診があった。インフルエンザキットは陰性だ。感冒と診断されて内服薬処方されて帰宅した。未明、自宅で死亡しているところを発見された。これはクリニカルダイナマイト爆発！　そう、お分かりのようにインフルエンザの可能性もある。インフルエンザでなければ、容易に感冒と診断されるのもやや疑問……かなり疑問。敗血症初期を見ていた可能性があるのではないか。それから多臓器不全に進展して死亡したというシナリオ……。十分ありうる……。

もっと切り口を変えてみる。未病という用語は東洋医学的発想だ。自覚症状があっても検査所見に異常がないことをいう。ただし、検査不十分ではこれは成り立たない。同様に、不明熱（fever of unknown origin : FUO）や原発不明がん（cancer of unknown primary : CUP）では検査が不十分で、単に診断しきれていないだけのことがあるのだ。

また、洒落ではないが病気には病期がある。病期分類を意識する。極期（極初期や超急性期ともいう）は疾患が起こったばかり（直後）の状態をいう。急性胃炎と診断されても翌日になって胆嚢炎や膵炎だったという経験はあるだろう。すべての症状がそろわない時期だ。経過を丁寧に追わないと誤診する。その後、急性期、亜急性期、慢性期（代償期／非代償期）および末期という時間の流れがある。その疾患のどの段階にあるのかも見極める必要がある。西洋医学でも東洋医学でも同様である。

さらに切り口を変えてみる。病気は星の数ほどあるが治療薬は有限だ。治療薬から逆算して勉強するのも良い。全く治せない疾患がおのずと見えてくる。医薬品医療機器の添付文書から勉強するのも良い。適正使用を学ぶことができるからである。臨床試験結果が記載されているのでＥＢＭの原点を知ることができる。

やはり価値観の違いなのか？　つかの間の休日、大阪城を訪れた。煌びやかで剛健という印象を受けた。まさしく、大学教授が求める「山」は大阪城や富士山のような「高さ」のように感じた。翻って、筆者のような在野の医者が求める「山」は低くても平原のような「広さ」を持てばいいのではないか。裾野を広げていけばいいではないか。そもそも「高さ」と「広さ」は比較できない。直角・ねじれの関係。永遠に交わらなくてもいい関係。価値観が同じ集団を見つけ出して、新天地でやる気をリセットすればいい。健康体と現場対応力と修正力さえあればきっとやっていけるはずだ。「高さ」は専門医、「広さ」は総合診療医と感じる。答えは出た。

最終章　復活　そして未知の世界へ

――新たな展開と未来志向

前章は絶体絶命のピンチとなった「挫折」を描いたが、しかし、それは終わりを告げるものではなかった。未知の世界へ突入していくことになる。本章は復活という最終章。起承転結の転結を繰り返していく……「勤務医にこだわる」道が閉ざされたわけではない。

平成二十九年四月、生涯役職なしのいわゆる「ひら」医師を条件に再就職した。もちろん金銭交渉もしなかった。財産と地位だけで幸せにはなれない。純粋な医療を求めていたので、日曜日診療を掲げている山中胃腸科病院に就職を決めたのであった。「妻子安堵で一家健康ならそれでいい」と決めた。いつまでも研修医の気持ちで今までチャレンジしてきたように、「進化型総合診療医」を追求していくことに変わりはなかった。また、医療は筆者ひとりで成り立つものではないことは十分承知している。特別なこともあったが、皆に支えられて生きてきたことをありがたく思い、謙虚な気持ちで働く姿勢が不可欠と再認識した。

一流の内視鏡医になろうとしたが思うようにいかなかった。総合診療医を意識していたせいであろうか。それは分からない。ただし、分配された内視鏡枠が少なかったのは事実である。空き時間を利用して無給で出稽古（内視鏡検査）に行った記憶もある。不平不満をバネに「なにくそ根性」で生きてきたことに悔いはない。全盛期は短いものだ。医者人生も同じようにあてはまる。アドレナリン大量放出の怒り交じりの医療は正しかったのか。こんな時、勝ち組と負け組を意識してしまう。限られた環境では、総合診療医も内視鏡医も不可能と言わざるを得なかった。理想に届かない環境で生きるためには、妥協が必要かもしれなかった。やはり負け組なのか。

体調回復により、失ったものに対する悲壮感から解放され、臨床医の勘が甦ってきた。ちょっと寄り道して、視野を広げるために世界の医学を勉強した。東洋医学（漢方医学・中医学）以外に、ユナニ医学（ギリシャ医学・ペルシャ医学など）、チベット医学、エジプト医学、シッダ医学（南インド医学）およびアーユルベーダ（インド医学）、四象医学（韓国伝統医学）である。興味本位ではあったが、新しい風を感じるように楽しかった。

だんだん勘が戻ってくる。外来を再開した。高次機能病院で異常なしとされた二名の宝例が立て続けに筆者の前に現れた。明らかに自覚症状がある。かすかに異常所見がある。いずれも脳炎だった。ＭＲＩ検査がすべてではない。感度特異度の関係も念頭に置かなければいけない。この二名とも長期入院を必要としたが、最終的に社会復帰を果たしたという。病名にこだわらない診療をしたのだ。強引に病名をつけるという日本の保険診療の盲点だ。症状を信じることが大切と悟る。だんだん自信が出てきた。

そして、学会活動も再開した。「進化型総合診療構想」もそうだ。序章一で紹介しているが、このように執筆するきっかけとなる題材（日本プライマリ・ケア連合学会総会２０１８、三重）である。あらゆる分野に興味を持って守備範囲を広げてきた筆者の経緯とその苦悩を紹介した。

日本感染症学会総会発表。「当院におけるウェルシュ菌検出状況」である。細菌性腸炎（食あたり）は先行する食事内容である程度予想がつく。ウェルシュ菌（食中毒の原因菌で空気に弱い）が関係することもある。レセプト問題（保険審査による過剰診療で却下されること）が懸念されるが、ウェルシュ菌は嫌気性便培養で判明する。長引く下痢を過敏性腸症候群と容易に臨床診断せず、細菌感染症を念頭に適切に検査（嫌気性培養含め）かつ治療する必要があると考えられた。この報告は『三重医報』に掲載された（「ウェルシュ菌の検出された下痢症の検討」『三重医報』七百九号、三三〜三五ページ、二〇一九）。この内容は新発見と自負するが、嫌気性便培養は保険適応がなく、下痢症の死角になっていると思われる。

さらにもう一宝例。「特発性反応性低血糖と考えられた一例」。食後一〜二時間後に全身倦怠《けんたい》感をきたした二十五歳女性だ。原因不明の食後低血糖であるが、比較的若い女性に多くストレス要因も報告されている。血糖上昇とそれに伴うインスリン分泌のずれがその機序と考えられている。経口糖負荷試験を三時間以上続けないと診断がつかない（『三重医報』第六百九十九号一九〜二〇ページ、二〇一九）。こだわり続けて、進化型総合診療医にふさわしく、まれな疾患を見逃さないようにしたい。

呼吸器疾患が弱点であったのでそれを克服しようと、以前から入会していた日本呼吸ケア・リハビリテーション学会の呼吸ケア指導士を取得した。「入院患者に対する清肺湯の使用経験」

という演題を東海地方会で発表した。筆者の得意処方である。地域医療で高齢者肺炎によく遭遇するが、酸素吸入および抗菌薬による入院治療を必要とすることも多い。心不全などの基礎疾患やフレイル（老化による運動機能・認知機能の低下）による治療抵抗性が目立つ。清肺湯が亜急性〜慢性期の肺炎に対して有効という症例報告が散見されるのを受け、入院患者に清肺湯を処方する機会が増えた。そこで、清肺湯使用実態を調査したところ、臨床転帰として軽快は少数であった。心不全合併による胸水貯留や呼吸不全の進行が多かった。少数宝例の使用経験であり、進行した状況で投与された高齢患者が多かった。早期投与（東洋医学的少陽病期）により抗菌薬併用で一時的な有用性を期待することができるかもしれないと結論付けた。この発表が、呼吸器の準専門医的な呼吸ケア医師を目指すきっかけになった。学会のe-learningが充実しており、その聴講を二回繰り返した。インターネットの利である。

日本不整脈心電学会に入会し、心電図検定一級を取得した。長年かけて取り組んできた大仕事だった。年間約一万例の判読を十年続けた。独学であったが分からない心電図は納得いくまで調べた。珍しい心電図が含まれている文献にも目を通した。これもインターネットの利が功を奏した。

緩和ケア医療研修の修了証が交付された。二連休不可能の労働条件下、制度改正により研修にようやく出席できた。鈴鹿中央総合病院で若い先生方と一緒に勉強できた。日本緩和ケア学会に入会して十年以上も経過し、すでに既知の知識もあったが、未知の項目もあって新鮮でもあった。

地域医療ではメンタル不調の患者も多い。日本心療内科学会に入会していたが、心理士の勉強を併行した。文部科学省後援のこころ検定二級試験合格（メンタルケア心理士称号申請資格取得）およびこころ検定一級学科試験合格。心理学は学生時代にほとんど勉強しなかった。精神神経科の延長と甘く考えていた。実は、検定二級試験の合格には裏話がある。油断した父親（筆者）が子供に向けて書いた「お父さんの反省文」をここで紹介する。

不十分な勉強で心理学（こころ検定二級）の試験に臨んだが、六十九・七点（合格点七十点）と不合格になった。失敗の分析として、①過去問だけで合格しようとした、②インターネットの有料授業をケチって受けなかった、③試験はやさしい順に四級から一級まであり、問題集も四級から一級まであったのだが、二級までの範囲までしか勉強せず、おそらく出ないであろうと決めつけて一級の問題集をしなかった、④合格実績者に分からないことなどを質問しなかった、が挙げられた。今後の計画として、一級の問題集まで勉強し、二級試験から再チャレンジする。

結局、再チャレンジの結果、見事に二級試験に合格した（図11）。続いて、一級試験（学科）も合格した。二級試験に一級試験問題集から出題されていた事実を試験後に知った。こういうこともあるんだと。恥を捨てて、負けてもいいから（もちろん、死ぬわけでないので）、他流試合に挑み続けて進化し続けなくてはならない。進化型と称する理由である。

やっと見えてきた。ここまで勤務医にこだわってきた理由が。進化型総合診療医は病院勤務でないと実現不可能であることも納得した。初対面から臨終まで、さまざまな疾患の全過程（成れの果て）を見ることで、初めて経験値が上がるものと理解できる。そして、これだけの資格を維持することは大変だった。学会は主要都市で開催されるため、地方は不利であった。その

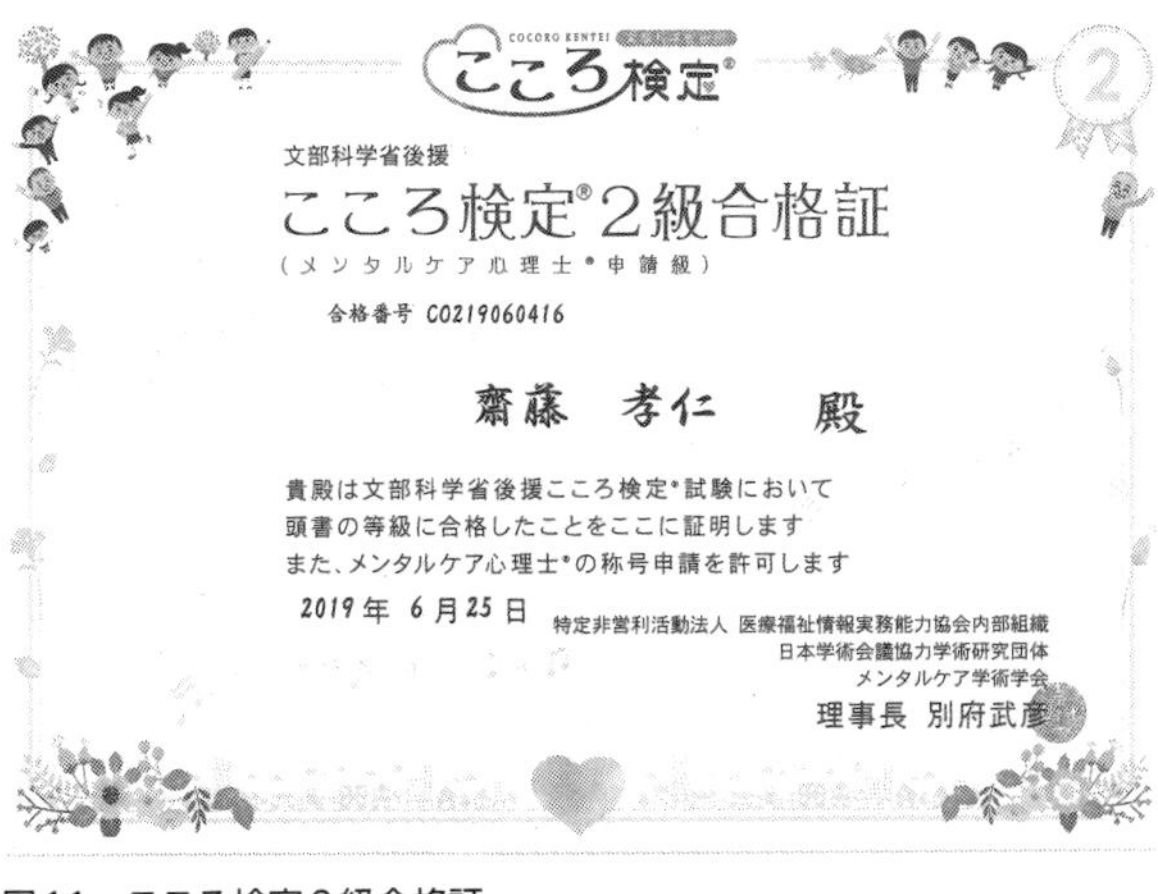
COCORO KENTEI
こころ検定®
2
文部科学省後援
こころ検定®2級合格証
（メンタルケア心理士®申請級）
合格番号 C0219060416
齋藤　孝仁　殿
貴殿は文部科学省後援こころ検定®試験において
頭書の等級に合格したことをここに証明します
また、メンタルケア心理士®の称号申請を許可します
2019年 6月25日
特定非営利活動法人 医療福祉情報実務能力協会内部組織
日本学術会議協力学術研究団体
メンタルケア学術学会
理事長 別府武彦

図11　こころ検定2級合格証

ため、学会場に行って参加費を払って、講演を聴講せずにすぐに帰るということも多かった。単位収集が難しかったのである。一発合格で終身の資格は楽でいい。けれども、ペーパードライバーはダメだ。常に実践していくべきであり、五年ごとにきちんと更新すべきである。もちろん、不勉強もいけない。

　総合診療医を意識する以上、もはや内視鏡にこだわる必要はなく、内視鏡係も筆者からは要求せずに時間が流れている。『置かれた場所で咲きなさい』（シスター渡辺和子先生の著。幻冬舎）というベストセラーを読み直したら、己を慰めることができた。与えられた環境に同化して生きるという発想が身に染みた。常勤先で内視鏡係がなくても、非常勤先（筆者の場合、中京サテライトクリニック）で富士フイルム内視鏡システム・レザリオを使用して日々精進をしている。どんな方法でもいい。続けることだ。また、四日市市胃がん検診事業に参加し、読影委員会の一員を担うことができた。自己研鑽に汗を流す環境に身を投じ、満足している。

　医師不足の地域医療だ。休暇取得困難な日々の隙間をぬって、多方面に守備範囲を拡張した過去がある。挫折もたびたび経験したが、今もなお、進化型総合診療医と称して終わりなき航海を続けている。

　そして、「進化型総合診療構想」は筆者にとって最終到達点であり、永遠の課題でもある。医師としての終活ではなく、人としての終活として前を向いている。

勤務医にこだわって……。生涯現役。
起承転結……転結…転結…。この繰り返し。
終活の旅。私の夢。自己実現。
進化型総合診療医……永遠の課題。

あとがき

医師になって判明したことであるが、適応障害に何度となく悩まされてきた過去。波乱万丈とはこういうことをいうのであろうか？　人生ついてる？　ついていない？　幸運？　不運？うまくいかないこともたびたびあった。恋愛もそうだった。恋敗れて、勝ち組になれなくても（負け組になっても）、百折不撓《ひゃくせつふとう》の精神で腐りきらずにこのように挑み続ける気持ちがどこから湧いて出てくるのか……、その始まり（原点）を探ってみた。

令和になって、三十六年ぶりに愛知県犬山市にある野外民族博物館リトルワールド（写真3）を一人旅した。私の原点の旅だ。私を医者にしてくれたあの女性（私の片思いの彼女）を思い出した。中学二年生の社会見学で行ったリトルワールド。帰りのバスの中で誓ったこと。それは、「永遠に努力すること」だった。そして、「叶わないかもしれない大きな夢を追いかけること」だった。「医者になりたいという儚い夢を追いかけること」だった。「チャンスは簡単にめぐってこない」という摂理を自覚した。独学でマスターした『あの素晴しい愛をもう一度』のピアノ伴奏もある。夢が教えてくれた限られた時間。あろうことか、それが正夢だった。転校。いつかどこかで会えることを夢見て。『鳥の詩』も伴奏マスターして、残された私は、その歌詞を何度も何度も繰り返した。時は流れて、大学受験で挫折した時、もう一度、私を甦らせてくれたあの彼女。独学の重要性を認識させてくれた若かりし日の彼女。全身に漲る前向き姿勢が宿ったあの時……。努力して……それを続けて……それを忘れてしまうほどになれば、おのずと何かが見えてくる。ここにも小さな起承転結があった。だから、誰よりも他人に対する感謝の念が強く、一層の努力もできるのだ。

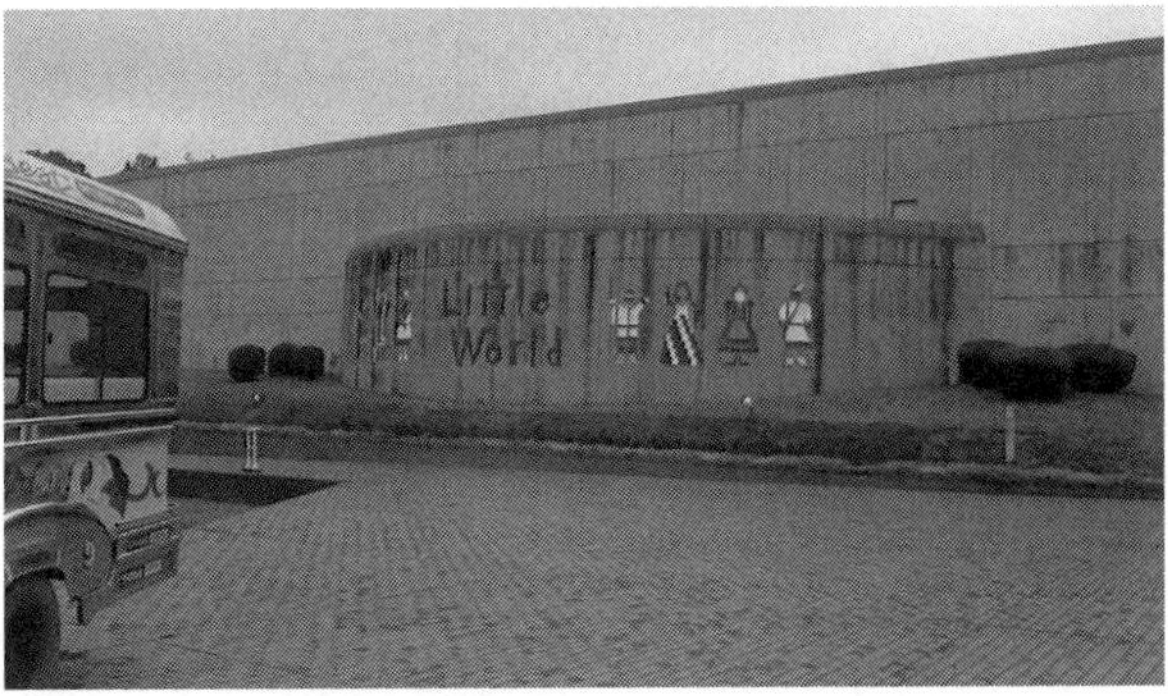

写真3　リトルワールド（正面玄関）

あの夢をもう一度
あの感動をもう一度
あの素晴しい愛をもう一度

最後に、今（執筆段階はコロナ禍の真っ最中）、同窓生は何をしているのでしょうか。逆に、「あいつ、今、何やってんだ？　あの時、何やらかしたんだ？」と言われているかもしれない。正直、同窓生が私という人間を大きく育ててくれたと言っても過言でない。そして、勤務医にこだわって総合診療医を目指して、進化型総合診療医に成り上がって、医師として生きてきた過程を披露することができたことは光栄なことかもしれない。

私のためにご尽力してくれたすべての人に心から感謝します。

令和三年八月二十四日

齋藤孝仁

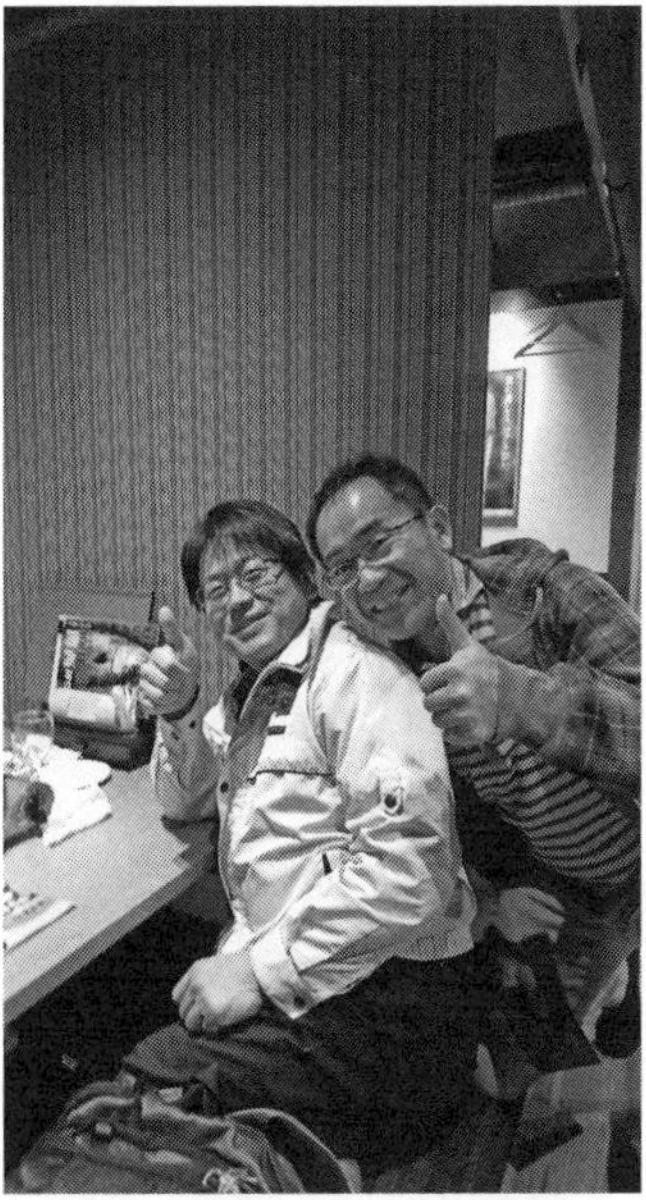

写真4　三重県出身の同窓生と卒業式
以来の久しぶりの会食。
ツーショット（左：筆者）。

著者紹介

齋藤孝仁（さいとう　たかひと）

平成8年3月金沢大学医学部卒業。医学博士。元厚生労働技官（旧医薬品医療機器審査センターの臨床医学審査官）。内科専門医、肝臓病専門医および消化器専門医を経て総合診療医に転身。地域医療を展開すべく、平成18年10月、三重県に帰郷。さまざまな内科系専門医や臨床系資格を取得して、進化型総合診療医を目指している。現場対応力を重視して勤務医にこだわり、日々診療に従事している。

幻冬舎ルネッサンス新書　238

勤《きん》務《む》医《い》にこだわる〜私《わたし》の進《しん》化《か》型《がた》総《そう》合《ごう》診《しん》療《りょう》構《こう》想《そう》〜

2021年10月6日　第1刷発行

著　者　　齋藤孝仁
発行人　　久保田貴幸

発行元　　株式会社 幻冬舎メディアコンサルティング
〒151-0051　東京都渋谷区千駄ヶ谷4-9-7
電話　03-5411-6440（編集）

発売元　　株式会社 幻冬舎
〒151-0051　東京都渋谷区千駄ヶ谷4-9-7
電話　03-5411-6222（営業）

ブックデザイン　田島照久
印刷・製本所　中央精版印刷株式会社

検印廃止

ISBN978-4-344-93627-0　C0247
幻冬舎メディアコンサルティングHP
http://www.gentosha-mc.com/